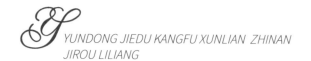

运动戒毒康复训练指南
——肌肉力量

王大安　贾东明◎主编

长江出版传媒
Changjiang Publishing & Media

湖北科学技术出版社
HUBEI SCIENCE & TECHNOLOGY PRESS

图书在版编目（CIP）数据

运动戒毒康复训练指南：肌肉力量 / 王大安，贾东明主编 . -- 武汉：湖北科学技术出版社，2020.6
ISBN 978-7-5352-8529-4

Ⅰ . ①运… Ⅱ . ①王… ②贾… Ⅲ . ①运动疗法—应用—戒毒—肌肉—康复训练—指南 Ⅳ . ① R163.4-62

中国版本图书馆 CIP 数据核字 (2020) 第 078775 号

责任编辑　韩小婷
责任校对　陈横宇
封面设计　胡　博
装帧设计　萨木文化

出版发行　湖北科学技术出版社
地　　址　武汉市雄楚大街 268 号
　　　　　（湖北出版文化城 B 座 13~14 层）
邮　　编　430070
电　　话　027-87679450
网　　址　http://www.hbstp.com.cn
印　　刷　湖北新华印务有限公司
开　　本　710×1000　1/16　印张 10
版　　次　2020 年 6 月第 1 版
　　　　　2020 年 6 月第 1 次印刷
字　　数　205 千字
定　　价　58.00 元

（本书如有印装问题，可找本社市场部更换）

《运动戒毒康复训练指南——肌肉力量》

编 委 会

序　言

　　在 2018 年"6·26"国际禁毒日到来前夕，习近平总书记就禁毒工作作出重要指示，强调走中国特色的毒品问题治理之路，坚决打赢新时代禁毒的人民战争。以此为指导，司法部提出"以运动戒毒为引领，构建中国的戒毒体系"的核心目标。司法部于 2018 年 5 月印发《关于建立全国统一的司法行政戒毒工作基本模式的意见》，明确建立以分期分区为基础、以专业中心为支撑、以科学戒治为核心、以衔接帮扶为延伸的全国统一的司法行政戒毒工作基本模式，统一设置生理脱毒区、教育适应区、康复巩固区和回归指导区，并建立戒毒医疗中心、教育矫正中心、心理矫治中心、康复训练中心和诊断评估中心 5 个专业机构。2019 年 3 月，全国司法行政戒毒系统运动戒毒试点工作会议在上海召开，4 月 22 日于杭州召开第一期运动戒毒工作全国培训班，效果显著，影响巨大。从单一中心"康复训练"到全所联动，科学运动量的"运动戒毒"，理念的升级成为我国司法行政戒毒工作的新特色、新起点。同年 6 月 11 日，司法部戒毒管理局与中国体育科学学会在司法部签署运动戒毒战略合作框架协议。合作双方将高标准共建中国运动戒毒创新研究中心，建设世界一流的运动戒毒专家库，搭建高层次、高水平学术交流平台，加强运动戒毒专业人才职业技能培训，加快运动戒毒理论研究与实践成果的转化，共同推动运动戒毒工作再上新台阶，力争取得更大突破。2019 年"6·26"国际禁毒日，司法部在云南昆明举办国际戒毒论坛，以"戒毒新技术新方法——以科学运动戒毒为试点"为主题，向全世界展示了中国特色智慧戒毒方法。

　　"运动戒毒"这一理念的提出，是司法部创新科学戒毒的一项重大举措。运动戒毒是指通过体育运动的干预手段，达到科学戒治（康复）的目的。让锻炼成为戒毒人员的一种"习惯"，这种习惯应该是"保持健康状态"，包括体重管理、肌肉力量、良好的营养。运动戒毒工作整合了教育、医疗、心理、身体康复训练等先进理念和关键技术，全面了解戒毒人员基本情况，以提高体适能、改善心理素质、培养运动兴趣、养成运动习惯、降低毒品渴求为目标，激发戒毒人员运动热情，帮助他们科学运动，减轻毒瘾依赖，恢复身心健康与社会功能。

自我国 2016 年 12 月颁布《强制隔离戒毒人员身体康复训练纲要》到 2019 年 6 月的《运动戒毒工作指南（试行）》（以下简称《指南》），以及全国统一的司法行政戒毒工作基本模式的基本确立，为全国运动戒毒工作提供了规范性文件和制度保障，避免出现安全隐患。《指南》对运动戒毒工作流程也作出具体要求，运动戒毒工作主要是由康复训练中心的康复训练民警（又称康复训练指导师）承担，属于直接管理者。实际上，对于运动戒毒工作效果的评价，需要全所各个中心协同参与，因此，民警在具体业务活动中，要严格按照自身职责要求，认真完成运动戒毒工作的任务安排。

国家体育总局此前发布的《全民健身指南》指出，力量锻炼可以提高肌肉力量和肌肉抗疲劳能力，促进青少年成长发育，使体格更加强壮，预防因肌肉力量衰减出现的腰疼、肩颈痛等症状，提高身体平衡能力，防止老年人跌倒，维持骨骼健康，预防和延缓骨质疏松发生。另外，2018 年版《美国运动指南》也曾建议，每周要坚持两次力量锻炼。国外研究发现："运动对于包括病人在内的大多数人是安全的，并且能够让健康和体适能得益很大；因运动而引起的心脏问题大多可以通过认识其危险征兆而加以预防；运动带来的得益要远远超过运动可能带来的风险。"肌肉力量训练是通过多次多组有节奏的负重练习，达到改善肌肉群力量、耐力和形状的运动方式。戒毒人员作为参训者，通过肌肉力量训练，可以培养他们的自律、勇气、坚韧以及其他品质。长时间的艰苦训练能够让参训者感受到训练的不易，也能学会如何设定目标，体验在重压下生活和工作的感觉，这些对参训者个性的培养大有益处。一项针对男性的新研究表明：与每天坚持有氧运动锻炼者相比，那些花费相同时间进行力量训练的男性腹部积累的脂肪会更少。哈佛大学公共卫生学院的研究人员认为："随着年龄的增长，我们的身体肌肉量会下降，容易积累更多的脂肪。如果你仅仅选择进行例如跑步等有氧运动，那么结果你会在减少身体脂肪的同时，失去身体肌肉质量，这就是为什么你要在锻炼中加入负重力量训练的成分，因为这样才能够保持肌肉量。有氧运动和力量训练相结合的运动方式，特别有利于心脏健康，是很好的选择。"研究已经证实，科学合理的肌肉力量训练可以改善戒毒人员身体机能和素质，有效地缓解抑郁、焦虑等心理负性情绪，能够很好地抑制戒毒人员对毒品的渴求、吸食和依赖，从而对于毒瘾的戒治、复吸等方面起到积极作用。因此，对于戒毒人员这一特殊群体，身体素质康复训练是运动戒毒的重要组成部分，戒毒人员可以通过运动身体素质康复训练，从各方面改善体质健康以抵制毒瘾。身体素质中肌肉力量作为基本素质之一，在戒毒人员的运动戒毒康复训练中具有极其重要的意义。

海南省琼山强制隔离戒毒所从运动戒毒工作的实际需求出发，组织相关专家编写《运动戒毒康复训练指南——肌肉力量》。在书稿的撰写过程中海南省琼山强制隔离戒毒所民警收集整理了大量的资料，吸收和借鉴了在推进全国统一的司法行政戒毒工作基本模式实体化运行的工作成果，并参考和使用了海南省琼山强制隔离戒毒所编写的海南省地方标准《强制隔离戒毒人员身体康复训练规范》。该书的撰写与出版得到了海南省戒毒管理局、海南省戒毒协会的大力支持，并受到司法行政戒毒优势教育戒治项目（SFBYSJYJZXM201908）、海南省自然基金科研项目（项目编号：817158）和海南热带海洋学院 2016 年度科研项目（项目编号：RHDXB201627）的资助。

该书详细介绍了运动戒毒肌肉力量训练相关知识，内容翔实，图文并茂，指导作用强。全书共六章，包括概述、热身动作、固定器械肌肉力量训练动作、徒手肌肉力量训练和健身球核心训练动作、拉伸和自我筋膜放松，以及戒毒人员肌肉力量训练计划等内容。通俗易懂，可读性强，充分体现出专业知识的指导性与可操作性。它既可以作为岗位业务培训的教材，又可以是从事运动戒毒康复训练工作的人民警察的自学范本。另一方面，该书也可以满足社会各界以及高校相关专业学生学习运动戒毒康复训练知识的需求。该书的出版有助于进一步推进我国运动戒毒工作。

马和俊

2019 年 12 月

马和俊　中国司法行政戒毒工作协会副会长

第一章　概　述

一、肌肉力量 ··· 2

（一）概念 ··· 2

（二）分类 ··· 3

（三）肌肉力量在运动戒毒康复训练中的意义 ············· 3

二、肌肉力量康复训练 ······································· 4

（一）肌肉力量康复训练要素 ······························· 4

（二）肌肉力量康复训练原则 ······························· 6

（三）肌肉力量康复训练注意事项 ··························· 7

第二章　热身动作

一、动态伸展 ··· 11

（一）超级伸展 ··· 11

（二）肩带激活 ··· 15

（三）下肢动态伸展髋屈曲 ································· 18

（四）下肢动态伸展髋伸展 ································· 20

（五）T字平衡 ··· 22

（六）毛毛虫爬行 ··· 24

（七）滑雪蹲 ··· 28

二、核心激活 ……………………………………………… 29

（一）侧平板支撑 ………………………………… 29

（二）平板支撑 …………………………………… 33

（三）四足支撑 …………………………………… 35

（四）仰卧臀桥 …………………………………… 38

第三章　固定器械肌肉力量训练动作

一、上肢 …………………………………………………… 43

（一）侧平举 ……………………………………… 43

（二）坐姿推肩 …………………………………… 45

（三）反飞鸟 ……………………………………… 49

（四）单臂肩上举 ………………………………… 51

（五）肱三头肌下压 ……………………………… 53

（六）肱二头肌弯举 ……………………………… 55

二、下肢 …………………………………………………… 57

（一）坐姿腿伸展 ………………………………… 57

（二）坐姿腿屈曲 ………………………………… 59

（三）坐姿蹬腿 …………………………………… 61

（四）髋外展 ……………………………………… 64

（五）髋内收 ……………………………………… 65

三、躯干 …………………………………………………… 67

（一）坐姿推胸 …………………………………… 67

（二）器械飞鸟 …………………………………… 70

（三）钢线飞鸟 …………………………………… 73

（四）坐姿划船 …………………………………… 75

（五）颈前下拉 …………………………………… 78

（六）山羊挺身 …………………………………… 82

（七）伐木 ·· 85

（八）悬垂举腿 ·· 89

（九）转体 ·· 91

第四章　徒手肌肉力量训练和健身球核心训练动作

一、徒手肌肉力量训练动作 ···························· 94

（一）俯卧挺身 ·· 94

（二）反式平板 ·· 95

（三）仰卧卷腹 ·· 97

（四）俯卧撑 ··· 98

（五）箭步蹲 ·· 101

二、健身球核心训练动作 ···························· 103

（一）仰卧卷腹 ··· 103

（二）屈膝卷腹 ··· 105

（三）肩桥 ··· 106

（四）俯卧背起 ··· 109

（五）仰卧转体 ··· 110

（六）球上仰卧转体 ······································ 112

（七）平板支撑 ··· 115

第五章　拉伸和自我筋膜放松

一、拉伸 ··· 118

（一）大腿后侧拉伸 ······································· 118

（二）大腿前侧拉伸 ······································· 119

（三）臀部伸展 ··· 119

（四）肩部伸展 ··· 121

（五）肱三头肌伸展 …………………………………… 121

（六）手臂屈肌伸展 …………………………………… 122

（七）颈部伸展 ………………………………………… 123

（八）胸部伸展 ………………………………………… 124

（九）背部伸展 ………………………………………… 124

（十）腹部和下背部伸展 ……………………………… 125

（十一）9090 脊柱旋转伸展 ………………………… 126

二、自我筋膜放松 …………………………………… 128

（一）小腿前侧筋膜放松 ……………………………… 128

（二）小腿后侧筋膜放松 ……………………………… 128

（三）大腿前侧筋膜放松 ……………………………… 130

（四）大腿后侧筋膜放松 ……………………………… 131

（五）大腿外侧筋膜放松 ……………………………… 132

（六）大腿内侧筋膜放松 ……………………………… 133

（七）背部筋膜放松 …………………………………… 133

（八）胸部筋膜放松 …………………………………… 134

（九）上背部筋膜放松 ………………………………… 134

（十）臀部筋膜放松 …………………………………… 135

第六章　戒毒人员肌肉力量训练计划

一、肌肉力量训练第一阶段 …………………………… 138

（一）训练目标 ………………………………………… 138

（二）训练周期 ………………………………………… 138

（三）训练时长 ………………………………………… 138

（四）训练频率 ………………………………………… 138

（五）训练方案设计 …………………………………… 138

二、肌肉力量训练第二阶段 ···················· **140**

（一）训练目标 ························· 140

（二）训练周期 ························· 140

（三）训练时长 ························· 140

（四）训练频率 ························· 140

（五）训练方案设计 ····················· 140

三、肌肉力量训练第三阶段 ···················· **142**

（一）训练目标 ························· 142

（二）训练周期 ························· 142

（三）训练时长 ························· 142

（四）训练频率 ························· 142

（五）训练方案设计 ····················· 142

主要参考文献 ·························· **145**

第一章

概　　述

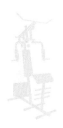

运动戒毒是指通过体育运动干预手段达到毒品戒治（康复）的目的，让锻炼成为一种"习惯"。近年来，国内外大量的研究发现，运动在干预毒品滥用方面有着显著的优越性和有效性，并且绿色、经济、无副作用。因此，运动戒毒被认为是一种潜在的戒毒新方法，值得在今后的禁毒戒毒工作中进一步研究和推广。我国 2019 年 6 月颁布的《运动戒毒工作指南（试行）》（以下简称《指南》），对运动戒毒工作流程作出具体要求，并详细阐述了运动戒毒工作中康复训练的相关细则，明确了身体素质康复训练是运动戒毒的重要组成部分。

身体素质是指人体在活动中所表现出来的力量、速度、耐力、灵敏、柔韧等机能，是一个人体质强弱的外在表现。个体身体素质的好坏固然与遗传有关，但与后天的营养、生活习惯、药物滥用和体育锻炼的关系也极为密切。戒毒人员由于吸食毒品，造成身体素质明显下降，尤其是肌肉力量下降明显，而肌肉力量是人体进行一切身体运动、活动的基础。因此，肌肉力量素质训练对于戒毒人员的运动戒毒康复具有极其重要的意义。

一、肌肉力量

（一）概念

肌肉力量是指机体依靠肌肉收缩克服和对抗阻力来完成运动的能力。其阻力包括内部阻力和外部阻力，其中内部阻力是指肌肉的黏滞力、关节的加固力及各肌肉间的对抗力等；外部阻力是指物体的重量、支撑反作用力、摩擦力以及空气或水的阻力等。肌肉力量对人体运动有极大影响，是人体运动的基本素质之一，其在身体康复训练中具有基础性的意义。

（二）分类

根据肌肉收缩形式的不同，肌肉力量分为静力性力量和动力性力量；按衡量肌肉力量大小，可分为绝对力量和相对力量；按照肌肉力量的表现形式和构成特点，分为最大肌肉力量、快速肌肉力量和力量耐力三种基本形式。最大肌肉力量是肌肉进行最大随意收缩时所表现出来的克服极限负荷阻力的能力，通常用肌肉收缩时所克服的最大阻力负荷来表示。快速肌肉力量是肌肉在最短时间收缩时所能产生的最大张力，爆发力是其常见的表现形式。肌肉力量耐力是指肌肉长时间收缩的能力，常用肌肉克服某一固定负荷的最多重复次数（动力性运动）或坚持最长时间（静力性运动）来表示。

（三）肌肉力量在运动戒毒康复训练中的意义

1. 肌肉力量是人体进行一切身体运动、活动的基础

人体进行的各种运动活动都是由作为主动运动器官的肌肉，以不同的负荷强度、收缩速度和持续时间进行工作而带动了被动运动器官骨骼的移动来完成的。如果没有肌肉的收缩和舒张而产生的力量牵拉骨骼进行运动，则连起码的行走和直立都做不到，更不要说进行机体活动了。每个人行走、跑、跳、投及攀登、爬越等各种运动形态均离不开肌肉力量。一个人想要跑得快就需要具有较好的腿部后蹬力；想要跳得高、跳得远就要有较好的弹跳力；要想投（掷、推）得远就需要发展上肢爆发力；攀爬和提、拉重物等也离不开上肢、腰腹部及腿部力量，所以说肌肉力量是人体最基本的身体素质，是进行一切活动的基础。

2. 肌肉力量训练促进人体身心健康

肌肉是人体的引擎之一，不仅在维持正常的日常生活方面帮助人们完成不同的复杂动作和任务，而且在保持健康体质和预防受伤方面都起到决定性的影响。从生理上来看，肌肉力量训练可以改善骨骼、肌肉、肌腱、韧带和关节功能，减少损伤的可能性，增加骨密度，以及改善心肺功能等。

从心理上来看，好的体质和体型能够增加人的自信心，同时容易让人保持乐观积极的情绪。此外，肌肉力量训练也是一种很好的良性释放压力的方式。研究证实，运动本身可以促进人体内分泌的变化。大脑在运动后会产生一种名为内啡肽的物质，它和人们情绪的好坏息息相关。运动时在内啡肽的激发下，人的身心会处于轻松愉悦的状态。内啡肽因此也被称为"快乐激素"或者"年轻激素"，它能让人感到欢愉和满足，甚至可以帮助人排遣压力和悲伤。这有助于改善戒毒人员的负性情绪，帮助恢复和提高其心理健康水平。

3. 肌肉力量影响并促进其他身体素质的发展

从生活常识中可以得知，一个强有力的人相比体弱的人能持续更长的活动时间，完成动作也必然会更加迅速，因为任何人体的机体素质都是通过一定的肌肉工作方式来实现的，可以说肌肉力量是人体一切活动的基础。肌肉力量的增长有助于速度的提升、耐力的增长、灵敏性和柔韧性的发挥。此外，肌肉力量、速度的提高会增加肌肉的弹性，促进灵敏素质和柔韧素质的发展。

4. 肌肉力量是戒毒人员康复训练诊断评估的重要依据

肌肉力量是衡量身体康复训练水平的重要指标，是戒毒人员康复训练诊断评估的重要依据。力量的改善和提升往往是康复训练中最为直接和最为明显的指标，参加运动戒毒康复训练的戒毒人员经过一段时间的力量训练后，可以通过展示肌肉状况说明自己的身体康复状态。同时，对戒毒人员开展力量方面的检测，如握力数值的提升、纵跳成绩改变以及俯卧撑的数值变化等，都是其力量素质改善和提升在康复训练诊断评估中的重要依据。

二、肌肉力量康复训练

（一）肌肉力量康复训练要素

肌肉力量的实质就是对抗阻力的能力，因此发展肌肉力量最有效的方法就是抗阻训练。虽然抗阻训练计划根据不同戒毒人员身体状况会有很大差别，但是所有的肌肉力量训练都要基于肌肉力量训练的重复次数、练习组数、训练频率、间歇休息时间、动作选择、动作顺序、动作速度、热身、拉伸、整理活动等要素。其中内容选择、训练频率、训练顺序、训练量（负荷、次数和组数）以及间歇休息时间有特定要求。肌肉力量训练的内容须根据戒毒人员体质测试分析结果进行匹配设置；训练频率通常指的是一周内的训练次数，实际频率受到戒毒人员健康状况、运动能力、训练量水平和其他劳动任务等因素的影响。确定训练频率的基本原则是在相同肌群的训练中至少安排一天休息日，一般来说初级戒毒人员的训练频率通常是每周 2~3 次；具有一定运动能力的戒毒人员的训练频率可以是每周 3~4 次；具有高级运动能力的戒毒人员的训练频率可以达到每周 4~5 次。

　　肌肉力量训练中训练强度可以通过训练负荷、重复次数和组数以及间歇休息时间来调整。其中，重复次数是基于每个戒毒人员的抗阻力量训练负荷来决定，常用 RM（repetition maximum）表示，1RM 即一个人仅能完成 1 次全关节范围的最大抗阻力重量。根据定义，1RM 为最大抗阻力重量，其余所有低于这个量的都属于次大重量。不同的 RM 可发展不同类型的力量：1~5RM 时训练负荷较大、重复次数较少，动作速度较慢，可有效发展绝对力量；6~10RM 时，负荷适中，动作速度较快，可有效发展速度性、爆发性力量；11~15RM 时，负荷较小、重复次数较多，可有效发展速度耐力；而30RM 时，负荷很小重复次数很多，可有效发展耐力性力量。实际运动戒毒肌肉力量康复训练中，结合训练组数、训练频率和间歇休息时间制订相应的康复训练计划，发展最大肌肉力量、爆发力和肌肉耐力的力量训练参数见表 1-1。

表 1-1　最大肌肉力量、爆发力和肌肉耐力的力量训练参数

训练参数	最大肌肉力量	爆发力	肌肉耐力
练习强度（%1RM）	80~100	60~80	40~60
重复次数	2~6	6~15	20~40
练习组数	3~6	3~6	3~6
训练频率（次/周）	3	3	3

续表

训练参数	最大肌肉力量	爆发力	肌肉耐力
间歇休息时间	2~3分钟	0.5~1分钟	<0.5分钟
肌肉能量代谢方式	磷酸原和乳酸代谢	有氧代谢和乳酸代谢	有氧代谢
肌肉持续收缩时间	<1.5分钟	1.5~2分钟	>2分钟

另外，动作选择、动作顺序、动作速度、热身、拉伸、整理活动等要素将在后续的相关内容进行介绍。

（二）肌肉力量康复训练原则

1. 循序渐进原则

戒毒人员由于吸食毒品，体弱多病，营养吸收不好，肌肉生成的蛋白质也不够多，其身体各肌肉群较之普通人群会更瘦弱些。故戒毒人员对于运动负荷的适应能力较差，适应过程较长。如果训练动作过快、短期负荷太大或提高要求太快、训练时间过长、内容过多等，都容易超过戒毒人员的适应能力，这不仅会对身体健康不利，甚至使其陷入伤病的危险状态。

因此，运动戒毒肌肉力量康复训练中一定要坚持循序渐进的锻炼原则，在保证运动安全的前提下，根据戒毒人员的健康体质状况，制订切实可行的训练计划。训练时要做到动作由慢到快，负荷由小到大，时间由短至长，内容由少至多，切不可急功近利。尽量避免戒毒人员在训练中随意增加负荷量，更有甚者是"逞强斗狠"，根本不从自身的承受能力出发。

2. 系统训练原则

在肌肉力量训练过程中一定要做到系统训练。在训练四肢、腰、腹、背、臀等部位的大肌肉群和主要肌肉群的同时，一定要注意那些薄弱的小肌肉群的力量训练。因为人体运动体系是一个非常复杂的综合体系，生活和运动中动作需要身体各部位大小不同的肌肉群协同工作才能完成。但是系统训练并不意味着面面俱到、平均发展，应该在全面发展的基础上针对各个运动项目特点有所侧重，对于某些大肌肉群要重点训练，这样才能达到系统的训练成效。

3. 科学有序原则

训练过程中应考虑前后练习动作的科学性与合理性，总的来说要遵循先练大肌肉群后练小肌肉群的训练顺序原则。其生理依据是大肌肉群相对不容易疲劳，而小肌肉群容易疲劳。如果先练小肌肉群，容易疲劳的小肌肉群将会影响大肌肉群练习的动作。此外，大肌肉群训练激活的运动神经元更多，运动中枢的兴奋面更广，训练中对其他肌肉也有很好的刺激作用。

4. 超负荷训练原则

此原则是肌肉力量训练的一个基本原则，肌肉力量训练的负荷应不断超过平时采用的负荷。通常在不超出人体的承受能力范围内，肌肉力量训练的负荷越大，肌肉的生理反应也越大，反复的训练有助于运动员肌肉的适应性。反之则生理反应越小，其效果越不明显。肌肉力量训练负荷是由负荷强度、负荷量和训练频率决定，训练中除了直接增加抗阻负荷量，还可以通过增加运动量、组数，减少休息间隔等方法达到超负荷训练的目的。但是，戒毒人员肌肉力量训练中所谓"超负荷原则"并非是指盲目地加量，它的负荷增加是要符合一定的科学规律。超负荷训练会导致超量恢复的产生，在超量恢复的整个过程中，肌肉的成分会重新组合，肌蛋白含量得到提高，从而使肌肉更加粗壮有力。应不断地有目的、有计划地安排"超负荷训练"以引起超量恢复，达到迅速发展力量素质的目的。

（三）肌肉力量康复训练注意事项

肌肉力量素质发展水平是影响身体训练水平的关键因素，在实施运动戒毒肌肉力量康复训练过程中，为能够达到最佳效果，在日常训练中要注意如下几点：

1. 戒毒人员积极参与

运动戒毒康复训练本身是一种积极主动的康复疗法，肌肉力量训练过程也是戒毒人员主观努力的过程。应使戒毒人员了解肌肉力量训练的目的，掌握科学的训练方法，训练中应经常给予语言鼓励，消除其疑虑，增强其积极参与训练的热情，提高其信心和长期坚持锻炼的积极性。

2. 训练动作标准规范

由于肌肉力量训练较为简便，训练的动作也易学，因此常常有人认为力量训练只要会"用力"即可，并不需要什么技术含量。其实这是在肌肉力量训练中的最为常见的认知误区。每一个力量训练动作都有各自的技术规格要求，戒毒人员只有按照技术规格要求去操作，才能够真正发展肌肉群的力量。否则，技术动作变了样，盲目用力或是使用蛮力，参与活动的肌群也会有所改变，其必然影响肌肉力量训练的效果，更严重的还会产生训练事故。例如做深蹲练习，正确的动作要求挺胸直腰，腰背肌收紧以固定脊柱，主要依靠膝关节的屈伸，同时也伴随着髋关节的一定屈伸来完成动作。即使站立不起来，腰背肌也要一直保持收紧，等待同伴的保护帮助。这样既安全可靠，又能保证伸膝肌群力量得到很好发展，但是在实践中有部分参训人员往往总是弓腰练习深蹲，特别是当站立不起来时，腰弓得更加厉害，这样就比较容易造成腰部损伤。

3. 训练安排张弛有度

每次开展肌肉力量训练时注重肌肉的充分拉长、收缩和放松。应使肌肉先充分伸展拉长，然后再收缩，动作的幅度要大。因为肌纤维被拉长后可以增大收缩的力量，同时又可保持肌肉良好的弹性和收缩速度。在肌肉力量练习以后，肌肉常会充血，胀得很硬，这时应做一些与力量练习动作相反的拉伸动作，或者做一些按摩、抖动，使肌肉充分放松，这样既可加快疲劳的消除、促进恢复，又可防止关节柔韧性因力量训练而下降，同时也有助于保持肌肉良好的弹性和收缩速度。据肌电研究证明（骨骼肌兴奋时，由于肌纤维动作电位的产生、传导和扩布而发生的电位变化称为肌电），肌肉越是工作到接近疲劳时其放电量越大，这说明此时肌肉受到了较深的刺激，这种刺激能促使机体发生良好的生理、生化反应，有助于超量恢复而使肌肉力量得到增长。所以在进行力量训练时，越是最困难的最后一两次动作，越是要坚持完成。

4. 训练过程全神贯注

开展肌肉力量训练时要全神贯注。肌肉训练总是在中枢神经系统的调节下进行的，训练过程中要全神贯注，训练动作运行到哪里，相关注意力就要关注到哪里。确保注意力（意念）活动与训练动作"步调一致、紧密配合"，这样才能确保肌肉力量获得最佳的训练成效。特别是进行大负荷训练的过程中，一定要将注意力高度集中，严禁说笑，否则容易出现意外状况，如受伤等。因为当注意力不集中或是发笑的时候肌肉最容易放松，而力量练习的负荷较大，一不当心就易造成身体损伤。

5. 正确呼吸均匀有力

肌肉力量训练要掌握正确的呼吸方法。在进行肌肉力量训练时要注意呼吸节奏，用力时要缓缓呼气，放松时慢慢吸气，呼吸均匀有力。呼吸方式不当可能会对心脏造成巨大压力，更严重的会出现岔气、胸闷等状况。因此在肌肉力量训练时，必须注意"四个要"：一要不憋气，有人认为在肌肉力量训练特别是爆发力训练过程中憋气会提高训练成绩，此时呼吸会降低爆发力，其实在最大用力的时间很短，有条件不憋气时就不要憋气；二要在训练中呼吸，在力量训练中避免用憋气来完成训练，要学会在练习过程中完成呼吸，即用力时要缓缓呼气，放松时慢慢吸气；三要呼吸平和，有部分参训戒毒人员在进行力量训练前习惯性地做一次深呼吸，其实在实践中这样的呼吸方式对训练毫无效果，因为肌肉力量训练时间短暂，吸入的氧气并不会立即在训练中产生作用，相反深度吸气增加了胸廓内的压力，此时如再憋气就可能产生不良变化；四要用声带进行呼气，特别是在做最大用力时，可通过狭窄的声带进行慢呼气来协助最大用力练习的完成。

6. 膳食营养合理摄入

肌肉力量训练中要保持合理的膳食摄入。"增重"不等于"增肥"，"增肥"顾名思义就是增加身体内脂肪组织的比例；而增重，其意义包括脂肪组织的增加之外，还包括肌肉组织比例的增加。肌肉力量训练对于增加肌肉比例效果非常明显。通过一段时间的肌肉力量训练，参加训练戒毒人员的肌肉形态和功能必然会改善和提升，而肌肉组织会比身体的脂肪组织消耗更多的热量。如果在这个过程中，补足食物及营养物质，再配合充分、良好的睡眠，会让肌肉细胞得到更好的修复和增长。

第二章

热身动作

　　热身是指在正式运动戒毒康复训练前进行的有组织、有目的的专门性身体练习，以期达到使戒毒人员对即将开始的训练内容在生理和心理上做好充分准备的目的。在本章中，我们推荐运动戒毒肌肉力量康复训练的热身动作是由动态伸展和核心激活组成，也可以选择搭配第五章"自我筋膜放松"部分的动作。每个阶段根据训练的内容和部位选择动作，热身阶段的时间控制在 8~10 分钟。在做热身的过程中需要保持呼吸自然顺畅，同时将注意力放在动作和身体的感知上，这样有利于为接下来的训练做好技术动作和身心方面的准备。

一、动态伸展

（一）超级伸展

训练目标：全身伸展。

整体动作展示：如图 2-1 所示。

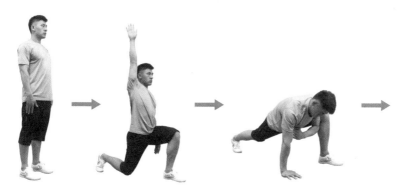

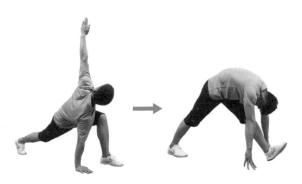

图 2-1   超级伸展整体动作

分解动作说明：

1.身体直立，目视前方，双脚平行，与肩同宽（图 2-2）。

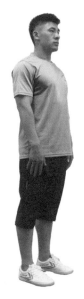

图 2-2   超级伸展分解动作 1

2. 左腿上步，箭步蹲。同时右手上举，左手自然放于体侧，伸展髋部前侧（图2-3）。

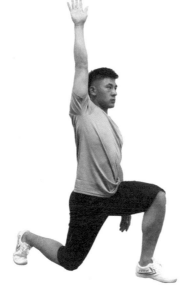

图2-3　超级伸展分解动作2

3. 俯身，右手与左脚平行举例并支撑地面。左肘撑于左大腿内侧，肘膝微微发力对抗激活大腿内侧肌群，同时保持后腿蹬直（图2-4）。

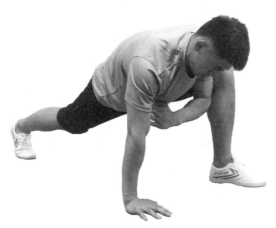

图2-4　超级伸展分解动作3

4. 右手支撑同时推地面，转体向左侧；左手向上伸展，转头望向天花板。将注意力放在脊柱的旋转幅度上（图2-5）。

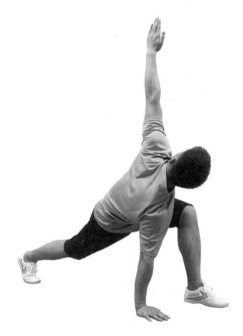

图 2-5 超级伸展分解动作 4

5.双手触地，重心后移；后脚跟下踩地面，前腿尽量自然伸直；俯身额头贴近膝关节。将注意力放在大腿的后侧（图 2-6）。

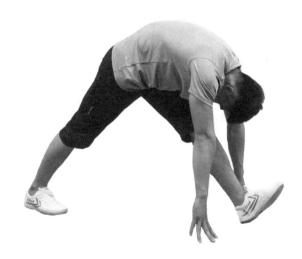

图 2-6 超级伸展分解动作 5

重复次数：重复 4 组，左右交替，无组间休息。

（二）肩带激活

训练目标：激活肩袖肌群。

整体动作展示：如图 2-7 所示。

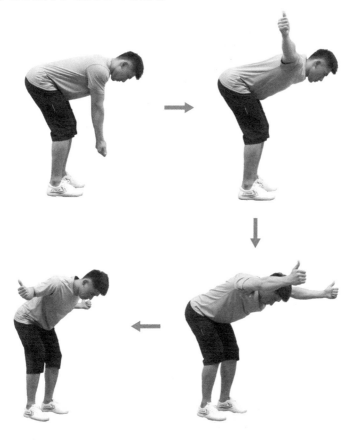

图 2-7　肩带激活整体动作

分解动作说明：

1.站立俯身，尽量让躯干与地面保持水平。背部伸展，腹部回收，双臂自然下垂，双手握拳，大拇指指向两侧（图 2-8）。

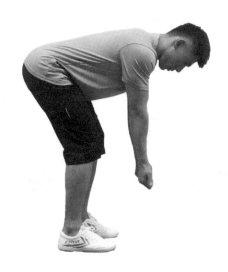

图 2-8 肩带激活分解动作 1

2.T 字：双臂向两侧呈 T 字形状快速展开进行弹震式动态伸展。拳眼或大拇指向上，保持背部挺拔（图 2-9）。

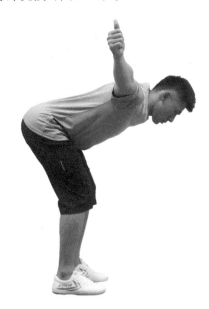

图 2-9 肩带激活分解动作 2

3.Y 字：双臂向斜前方呈 Y 字形状快速展开进行弹震式动态伸展，拳眼或大拇指向上，保持背部挺拔（图 2–10）。

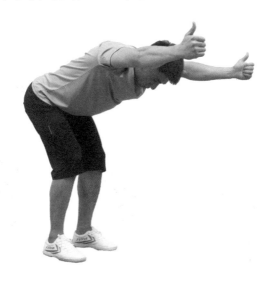

图 2–10　肩带激活分解动作 3

4.W 字：双臂向两侧呈 W 字形状快速展开进行弹震式动态伸展，拳眼或大拇指向上，保持背部挺拔（图 2–11）。

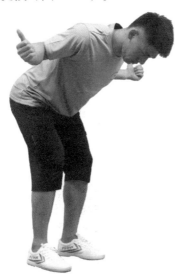

图 2–11　肩带激活分解动作 4

重复次数：每个动作连续做 16~20 次，组间无休息。

（三）下肢动态伸展髋屈曲

训练目标： 动态伸展 — 髋屈曲。

整体动作展示： 如图 2-12 所示。

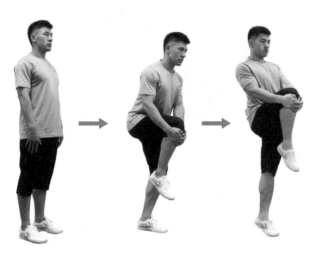

图 2-12 下肢动态伸展髋屈曲整体动作

分解动作说明：

1. 身体直立，双脚与肩同宽，手臂自然放松于体侧（图 2-13）。

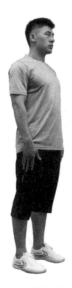

图 2-13 下肢动态伸展髋屈曲分解动作 1

2.单腿站立，支撑腿微屈下蹲，双手抱膝，保持抬头挺胸和骨盆对称平衡（图2-14）。

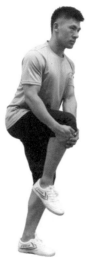

图2-14　下肢动态伸展髋屈曲分解动作2

3.支撑腿蹬地提踵，同时双手抱膝，屈膝向上拉起，保持身体挺拔向上（图2-15）。

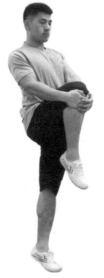

图2-15　下肢动态伸展髋屈曲分解动作3

重复次数：两侧交替进行，各完成8次。

（四）下肢动态伸展髋伸展

训练目标：下肢动态伸展—髋伸展。

整体动作展示：如图 2-16 所示。

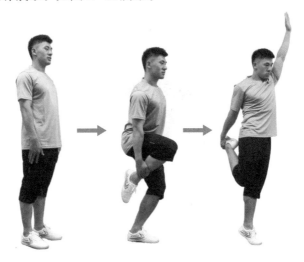

图 2-16 下肢动态伸展髋伸展整体动作

分解动作说明：

1. 自然站立，双脚与肩同宽，手臂自然下垂置于体侧（图 2-17）。

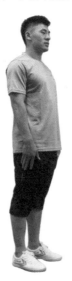

图 2-17 下肢动态伸展髋伸展分解动作 1

2.单腿站立，支撑腿微屈下蹲；另外一侧腿屈曲向后抬起，同侧的手抓脚踝，保持抬头挺胸和骨盆的对称平衡（图2-18）。

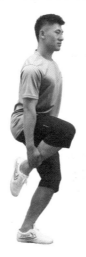

图2-18　下肢动态伸展髋伸展分解动作2

3.支撑腿蹬地提踵，用手将小腿向后拉起，同时另外一只手上举伸展，保持身体挺拔向上（图2-19）。

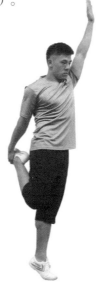

图2-19　下肢动态伸展髋伸展分解动作3

重复次数：两侧交替进行，各完成8次。

（五）T字平衡

训练目标：动态腘绳肌拉伸。

整体动作展示：如图 2-20 所示。

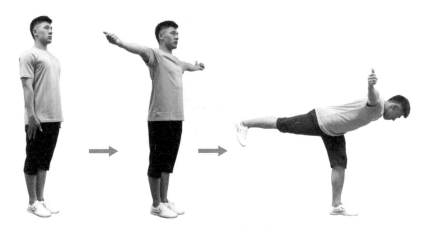

图 2-20 T字平衡整体动作

分解动作说明：

1. 自然站立，双脚窄距，手臂自然放于体侧（图 2-21）。

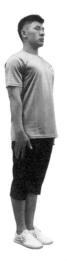

图 2-21 T字平衡分解动作 1

2.双手水平展开，与肩同高，握拳并向侧伸出大拇指，拳心向上（图2-22）。

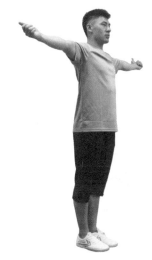

图2-22 T字平衡分解动作2

3.单腿站立平衡，另一只脚向后抬腿，同时俯身向前，保持脚跟到头部呈一条直线，背部挺拔（图2-23）。

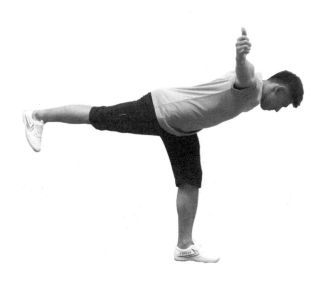

图2-23 T字平衡分解动作3

重复次数：左右交替进行，各8次。

（六）毛毛虫爬行

训练目标：动态伸展和激活核心力量。

整体动作展示：如图 2–24 所示。

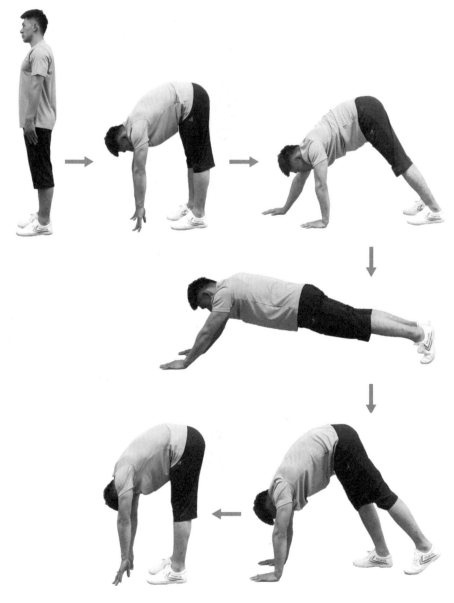

图 2–24　毛毛虫爬行整体动作

分解动作说明：

1. 自然站立，双脚窄距，手臂自然放于体侧（图2-25）。

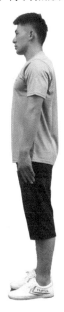

图2-25　毛毛虫爬行分解动作1

2. 俯身向下，双手触地，保持脚尖平行指向前方。如果触地困难，可以微微屈膝（图2-26）。

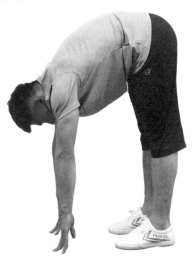

图2-26　毛毛虫爬行分解动作2

3. 双手向前小幅度交替爬行（图 2-27）。

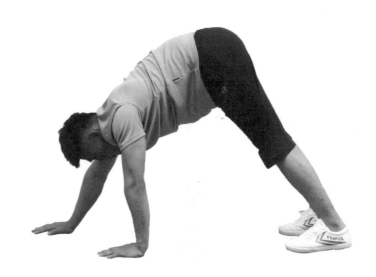

图 2-27　毛毛虫爬行分解动作 3

4. 双手爬至肩膀前方，保持身体呈一条直线 3 秒。将注意力放在核心腰腹的稳定性力量上，包括肩带部位（图 2-28）。

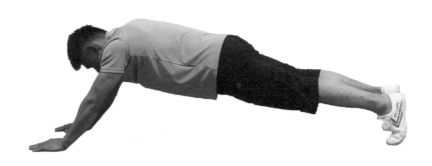

图 2-28　毛毛虫爬行分解动作 4

5. 双脚小步交替前行，尽量保持膝关节自然伸直，同时保持两脚间距和脚尖朝前（图 2-29）。

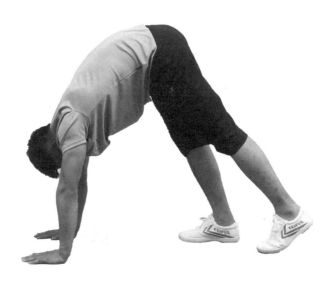

图 2-29　毛毛虫爬行分解动作 5

6. 双脚向前走到双手中间，回到开始的俯身姿势。上半身和头部都自然放松，将注意力放在大腿后侧和下背部的动态伸展（图 2-30）。

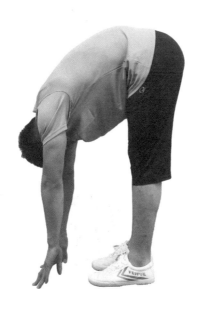

图 2-30　毛毛虫爬行分解动作 6

重复次数：重复完成 8 次。

（七）滑雪蹲

训练目标： 大腿内收，外展肌群动态伸展。

整体动作展示： 如图 2-31 所示。

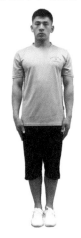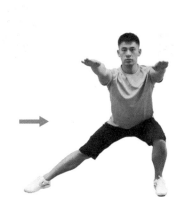

图 2-31 滑雪蹲整体动作

分解动作说明：

1. 自然站立，双脚窄距，手臂自然放于体侧（图 2-32）。

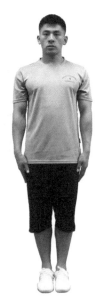

图 2-32 滑雪蹲分解动作 1

2.目视前方，重心向左侧移，左腿屈膝下蹲；左脚尖朝前，保持背部挺拔（图2-33）。

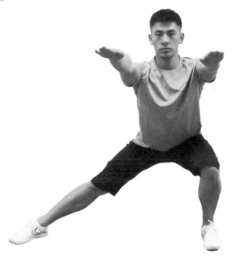

图2-33　滑雪蹲分解动作2

重复次数：左右交替进行，各8次。

二、核心激活

（一）侧平板支撑

训练目标：激活核心力量、腰腹和肩带的稳定肌群。

整体动作展示：如图2-34所示。

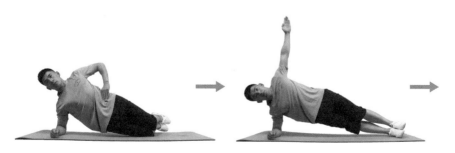

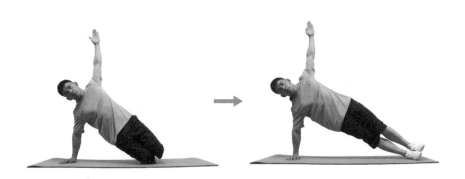

2-34　侧平板支撑整体动作

分解动作说明：

1. 侧卧，单手肘支撑地面，肘在肩的正下方；屈膝侧向跪姿支撑；臀部抬起向上顶髋，保持身体肩、髋和膝在一条直线（图 2-35）。

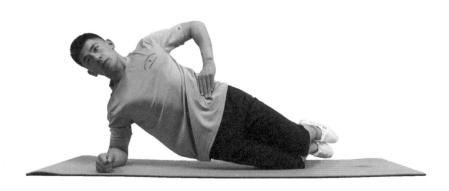

图 2-35　侧平板支撑分解动作 1

2. 侧卧，单手肘支撑地面，肘在肩的正下方；双腿伸直，脚外侧支撑地面；另外一只手上举伸展，臀部抬起向上顶髋，保持身体呈一条直线（图 2-36）。

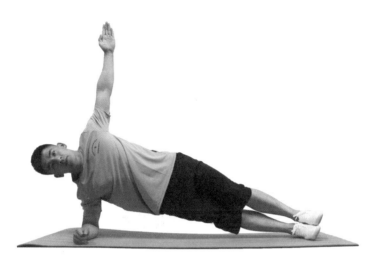

图 2-36 侧平板支撑分解动作 2

3. 侧卧，一只手掌支撑地面，手在肩的正下方，另外一只手上举伸展；屈膝支撑，臀部抬起向上顶髋，保持身体呈一条直线（图 2-37）。

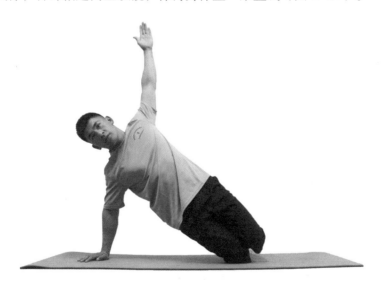

图 2-37 侧平板支撑分解动作 3

4. 侧卧，一只手掌支撑地面，手在肩的正下方，另外一只手上举伸展；双腿伸直，脚外侧支撑地面，臀部抬起顶髋，保持身体呈一条直线（图 2-38）。

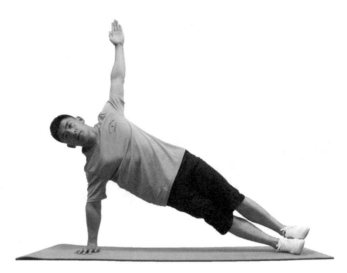

图 2-38　侧平板支撑分解动作 4

时长：20~60 秒，3~4 组；组间休息 30~60 秒。

易犯错误：耸肩或身体弯曲不在一条直线上（图 2-39）。应及时予以纠正，保持身体呈一条直线。如果肩带部位稳定性力量不足，可改为肘支撑；如果腰腹力量不足，可改为跪姿。

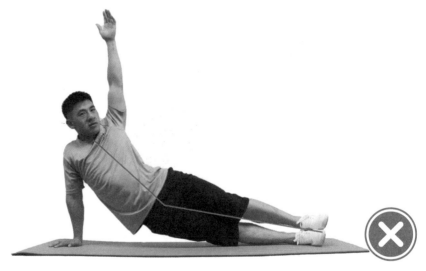

图 2-39　侧平板支撑错误动作

（二）平板支撑

训练目标：腹部和肩部肌群。

整体动作展示：如图 2-40 所示

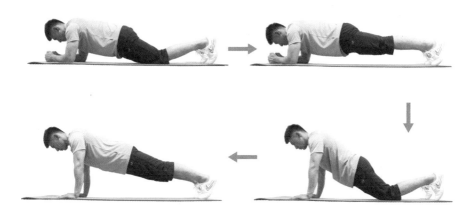

图 2-40　平板支撑整体动作

分解动作说明：

1.俯卧，双手肘支撑地面，肘在肩的正下方；屈膝支撑，臀部抬起顶髋，保持躯干在一条直线上（图 2-41）。

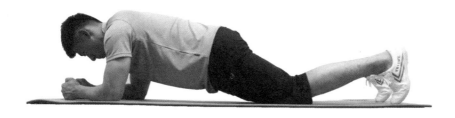

图 2-41　平板支撑分解动作 1

2.俯卧，双手肘支撑地面，肘在肩的正下方；双腿伸直，脚尖支撑地面；臀部抬起顶髋，保持身体在一条直线上（图 2-42）。

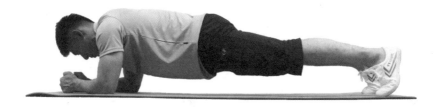

图 2-42 平板支撑分解动作 2

3.俯卧，双手手掌支撑地面，手在肩的正下方；屈膝支撑，臀部抬起顶髋，保持身体在一条直线上（图 2-43）。

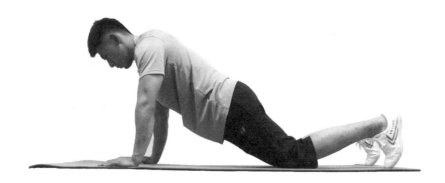

图 2-43 平板支撑分解动作 3

4.俯卧，双手手掌支撑地面，手在肩的正下方；双腿伸直，脚尖支撑地面；臀部抬起顶髋，保持身体在一条直线上（图 2-44）。

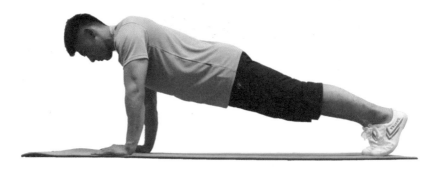

图 2-44 平板支撑分解动作 4

时长： 20~60 秒，3~4 组；组间休息 30~60 秒。

易犯错误：耸肩或身体无法保持一条直线（图2-45），应及时予以纠正，保持身体在一条直线。如果肩带部位稳定性力量不足，可改为双手手肘支撑；如果腰腹力量不足，改为跪姿。

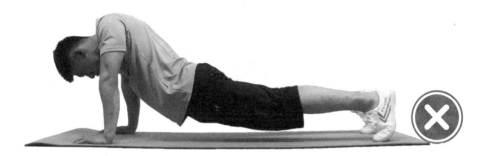

图2-45　平板支撑错误动作

（三）四足支撑

训练目标：核心躯干稳定，抗旋转能力。

整体动作展示：如图2-46所示。

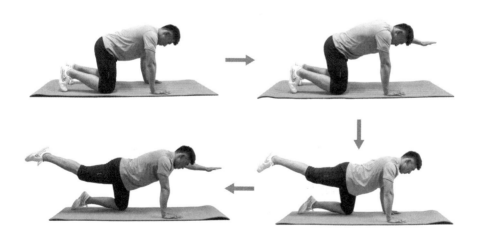

图2-46　四足支撑整体动作

分解动作说明：

1.屈膝跪地，双手支撑，与肩同宽；手在肩膀的正下方，膝关节在骨盆正下方；背部保持自然状态并向相反方向延伸（图2-47）。

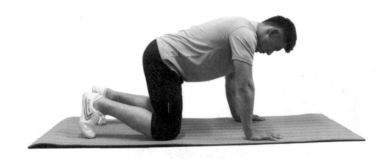

图2-47 四足支撑分解动作1

2.保持躯干稳定正对地面，抬起左手向前伸，保持两肩水平（图2-48）。

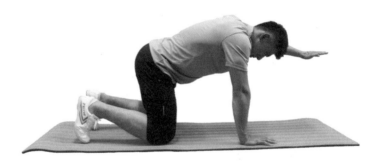

图2-48 四足支撑分解动作2

3.保持躯干稳定正对地面，双手支撑，抬单腿向后伸，保持两髋水平（图2-49）。

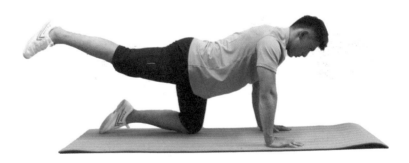

图2-49 四足支撑分解动作3

4. 保持躯干稳定正对地面，抬单腿向后伸，对侧手向前伸，同侧手支撑，保持两髋水平（图 2-50）。

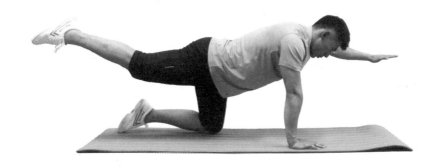

图 2-50　四足支撑分解动作 4

重复次数：单侧 6~8 次，2~3 组。完成左、右各一组后休息 30 秒。

易犯错误：抬起手臂时两肩一高一低；抬腿时髋关节一高一低，出现旋转（图 2-51）。应及时予以纠正，保持两肩同高，抬腿时两髋同高，避免骨盆出现水平旋转。如果躯干抗旋转力量不足，可以单腿伸直点地，降低抬腿高度。

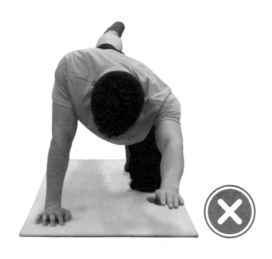

图 2-51　四足支撑错误动作

（四）仰卧臀桥

训练目标：下背部、臀部、腘绳肌。

整体动作展示：如图 2-52 所示。

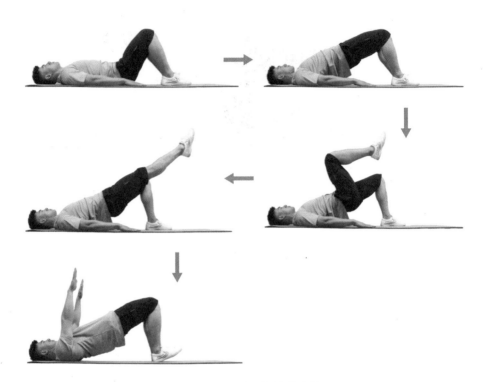

图 2-52 仰卧臀桥整体动作

分解动作说明：

1.仰卧地面，双腿屈膝，双脚踩于地面，双脚间距与肩同宽（图 2-53）。

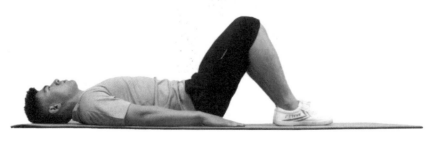

图 2-53 仰卧臀桥分解动作 1

2.臀部和下背部发力向上抬起髋关节，身体呈一条直线。在顶髋和下落的动作过程中，注意力放在下背部和大腿后侧（图2-54）。

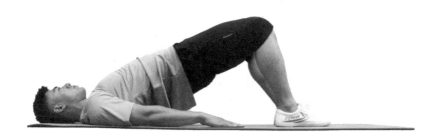

图2-54　仰卧臀桥分解动作2

3.在图2-54动作的基础上，保持髋关节和肩关节的稳定平衡；缓缓抬起右腿，两侧交替踏步，注意力放在保持髋关节的水平上（图2-55）。

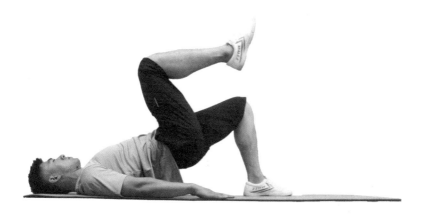

图2-55　仰卧臀桥挑战动作1

4.在图2-55动作的基础上，保持髋关节和肩关节的平衡；缓缓直腿抬起，两侧交替，注意力放在保持髋关节的水平和稳定上（图2-56）。

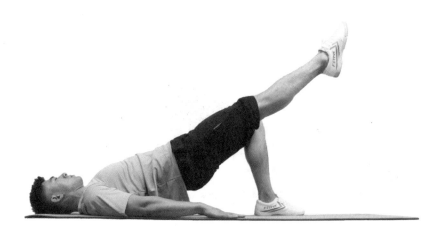

图 2-56 仰卧臀桥挑战动作 2

5. 在图 2-56 动作的基础上，抬起双臂，保持双肩放松和水平对称（图 2-57）。

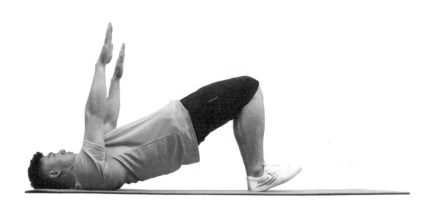

图 2-57 仰卧臀桥挑战动作 3

重复次数： 12~16 次，3~4 组；组间休息 30~60 秒。

易犯错误： 顶髋幅度不够，从侧面观察身体未呈一条直线（图 2-58）。应及时予以纠正，保持身体在一条直线上。如果腰腹力量不足，可以考虑让脚跟靠近臀部更近些。

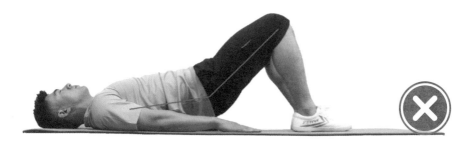

图 2- 58　仰卧臀桥错误动作

第三章

固定器械肌肉力量训练动作

固定器械相对于其他肌肉力量训练工具的特点是运动轨迹相对固定，对目标肌群训练的针对性较强。本章肌肉力量训练的动作主要是在插片式固定力量训练器材上完成，整体动作分别涵盖了上肢、下肢和躯干等全身主要的肌群。

一、上肢

（一）侧平举

训练目标： 肩部、三角肌中束。

整体动作展示： 如图 3-1 所示。

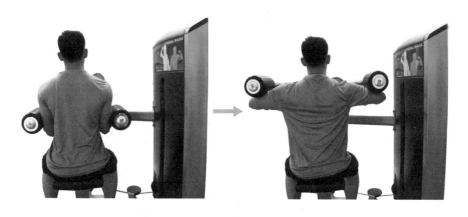

图 3-1　侧平举整体动作

分解动作说明：

1. 调整座位高度，保持两侧滚轴在肘关节中下段外侧；保持抬头挺胸，目视前方（图 3-2）。

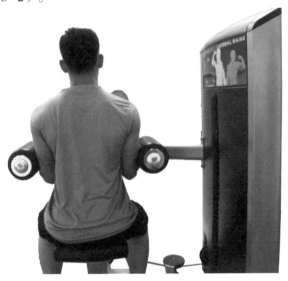

图 3-2   侧平举分解动作 1

2. 双臂外展抬起，高度与肩同高或略低，感受肩部发力（图 3-3）。

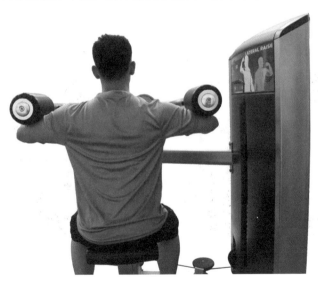

图 3-3   侧平举分解动作 2

易犯错误: 双臂外展抬起时出现耸肩的问题(图3-4),应及时予以纠正,沉肩挺胸,目视前方。

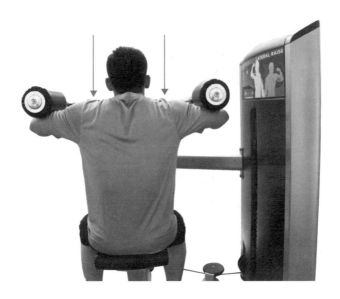

图3-4　侧平举错误动作

（二）坐姿推肩

训练目标: 肩部、三角肌。

整体动作展示: 如图3-5所示。

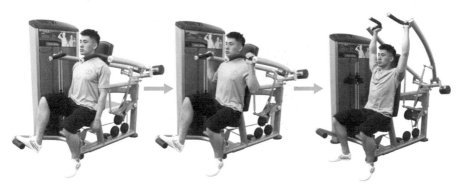

图3-5　坐姿推肩整体动作

分解动作说明：

1. 背部紧贴椅背端坐，挺胸收腹，目视前方；单脚踩辅助脚踏，升起两侧手柄（图 3-6）。

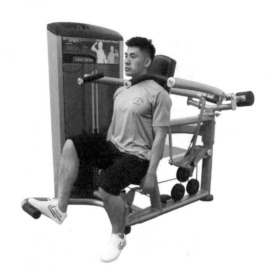

图 3-6　坐姿推肩分解动作 1

2. 双手开握手柄，保持手腕自然平直（图 3-7）。

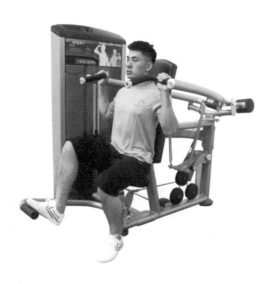

图 3-7　坐姿推肩分解动作 2

3. 双手发力将手柄向上推起，手臂保持微屈，不可完全伸直或超伸（图 3-8）。

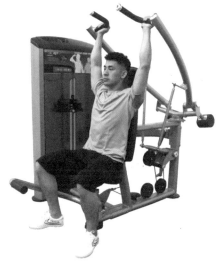

图 3-8　坐姿推肩分解动作 3

易犯错误：

1. 双手发力将手柄向上推起时，肘关节超伸（图 3-9）。应及时予以纠正，保持肘关节微屈。

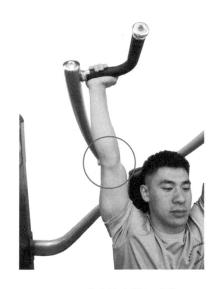

图 3-9　坐姿推肩错误动作 1

2. 双手握手柄时手腕过于放松（图 3-10）。应及时予以纠正，保持手腕自然放平。

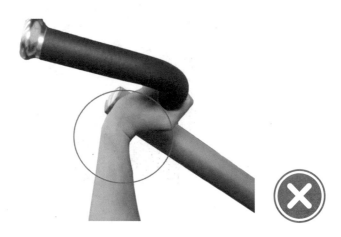

图 3-10　坐姿推肩错误动作 2

3. 双手发力将手柄向上推起时低头（图 3-11）。应及时予以纠正，在推举过程中始终保持目视前方。

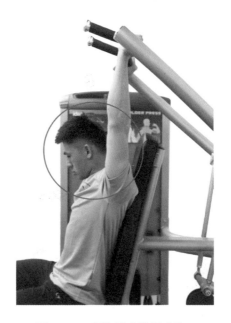

图 3-11　坐姿推肩错误动作 3

（三）反飞鸟

训练目标： 肩部、三角肌后束。

整体动作展示： 如图 3-12 所示。

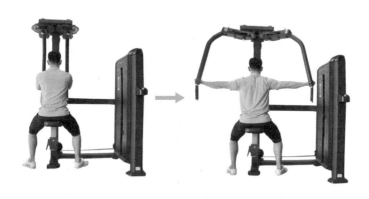

图 3-12　反飞鸟整体动作

分解动作说明：

1. 端坐于器械上，调整座椅高度，保持把手与肩膀水平或略低于肩膀；胸部紧贴椅背，挺胸收腹，目视前方；双手握住两侧手柄，肘关节保持微屈（图 3-13）。

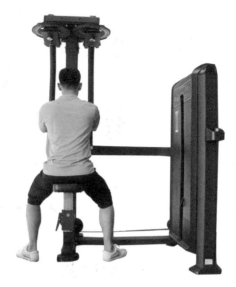

图 3-13　反飞鸟分解动作 1

2.肩膀后侧发力，手臂水平外展至两侧（图3-14）。

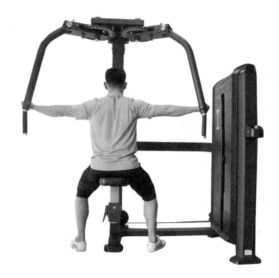

图3-14　反飞鸟分解动作2

易犯错误：

1.肩膀后侧发力，手臂向两侧展开时出现耸肩、驼背（图3-15）。应及时予以纠正，沉肩挺胸，目视前方。

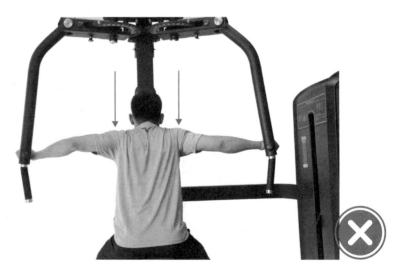

图3-15　反飞鸟错误动作1

2.准备动作时脚掌离地,双腿支撑点不稳定(图3-16)。应及时予以纠正,调节身体位置或座椅高度,确保双脚着地。

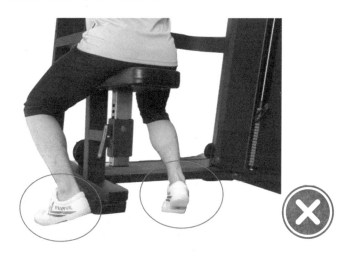

图3-16 反飞鸟错误动作2

（四）单臂肩上举

训练目标: 肩部、三角肌。

整体动作展示: 如图3-17所示。

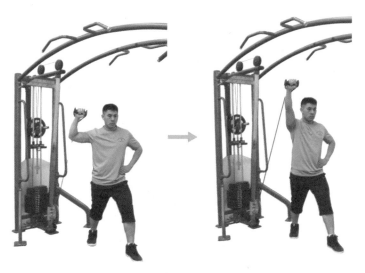

图3-17 单臂肩上举整体动作

分解动作说明:

1. 调整钢线固定端在设备底部。背对钢线,弓步站姿,身体前倾;单手从身体后侧握住拉手,屈臂至于耳侧(图3-18)。

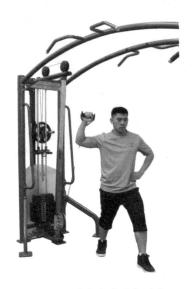

图3-18 单臂肩上举分解动作1

2. 肩部发力,将钢线上推至头顶,保持手臂与钢线平行(图3-19)。

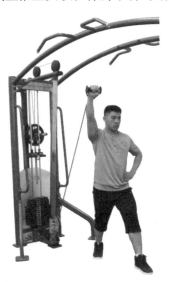

图3-19 单臂肩上举分解动作2

易犯错误：肩部发力将钢线上推至头顶的过程中，钢线摩擦手臂（图 3-20）。应及时予以纠正，保持手臂与钢线平行。

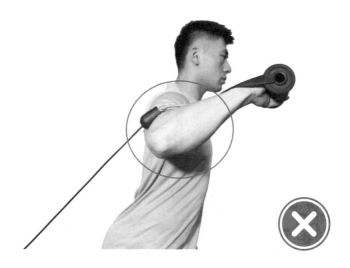

图 3-20　单臂肩上举错误动作

（五）肱三头肌下压

训练目标：手臂后侧、肱三头肌。

整体动作展示：如图 3-21 所示。

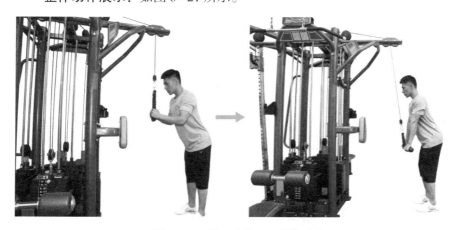

图 3-21　肱三头肌下压整体动作

分解动作说明：

1.端坐于器械上，双脚与肩同宽，平行站立；微屈膝，身体微微前倾；双手握住钢线绳索把手，上臂紧贴身体两侧夹肘（图3-22）。

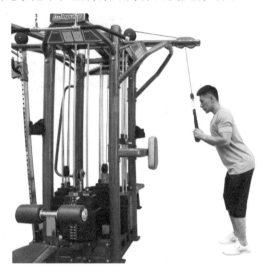

图3-22　肱三头肌下压分解动作1

2.上臂后侧肱三头肌主要发力，将钢线下压至骨盆前侧，手臂自然伸直（图3-23）。

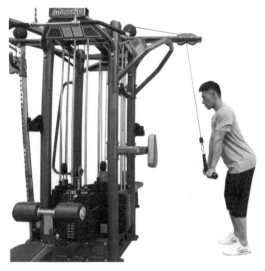

图3-23　肱三头肌下压分解动作2

易犯错误：上臂控制不足，跟随钢线移动（图3–24）。应及时予以纠正，保持上臂紧贴身体两侧并夹肘。

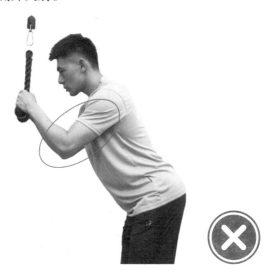

图3–24　肱三头肌下压错误动作

（六）肱二头肌弯举

训练目标：手臂前侧、肱二头肌。

整体动作展示：如图3–25所示。

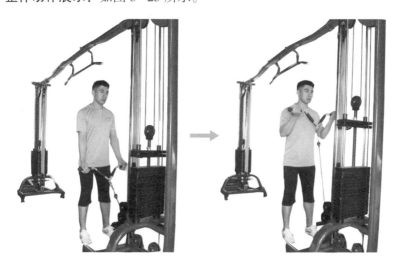

图3–25　肱二头肌弯举整体动作

分解动作说明：

1. 调整钢线并固定在龙门架的底端。连接 T 杠把手；双脚与肩同宽，平行站立，微屈膝，身体微微前倾；双手握住把手两端（图 3-26）。

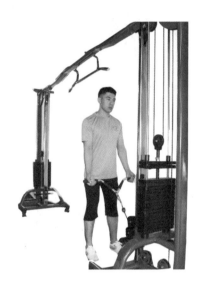

图 3-26　肱二头肌弯举分解动作 1

2. 手臂前侧发力，将钢线上拉至锁骨位置（图 3-27）。

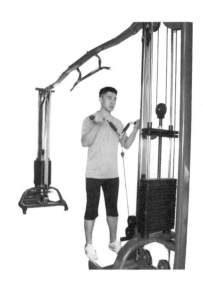

图 3-27　肱二头肌弯举分解动作 2

易犯错误：双手握住把手两端时手腕过松，出现折腕（图 3-28）。应及时予以纠正，保持手腕竖直。

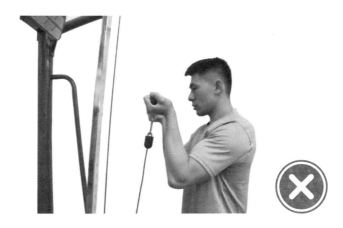

图 3-28　肱二头肌弯举错误动作

二、下肢

（一）坐姿腿伸展

训练目标：股四头肌（大腿前侧）。

整体动作展示：如图 3-29 所示。

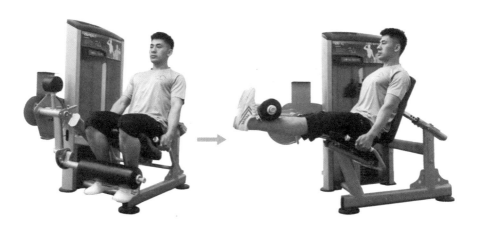

图 3-29　坐姿腿伸展整体动作

分解动作说明：

1. 背部紧贴椅背端坐，挺胸收腹，目视前方；双手握住两侧把手固定上肢（图 3-30）。

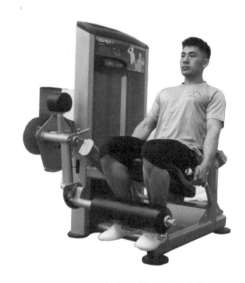

图 3-30　坐姿腿伸展分解动作 1

2. 小腿向前抬起，膝关节自然伸直，感知大腿前侧肌肉的发力（图 3-31）。

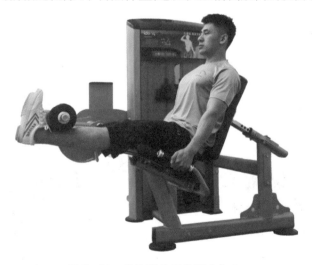

图 3-31　坐姿腿伸展分解动作 2

易犯错误：坐姿腿伸展时背部离开椅背（图 3-32）。应及时予以纠正，保持背部紧贴椅背。

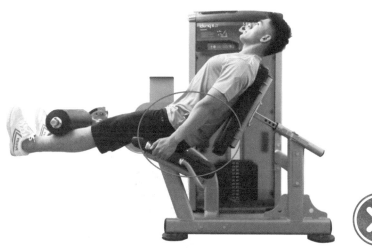

图 3-32　坐姿腿伸展错误动作

（二）坐姿腿屈曲

训练目标：大腿后侧腘绳肌。

整体动作展示：如图 3-33 所示。

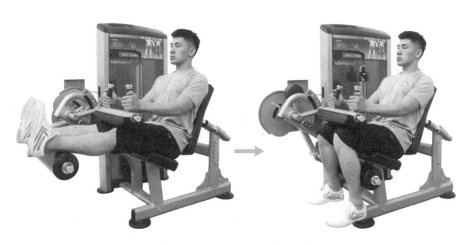

图 3-33　坐姿腿屈曲整体动作

分解动作说明：

1. 背部紧贴椅背端坐，挺胸收腹，目视前方；调节靠背前后位置确保膝关节对准轴心；调节滚轴在小腿下侧位置，上侧固定板贴住大腿正面（图3-34）。

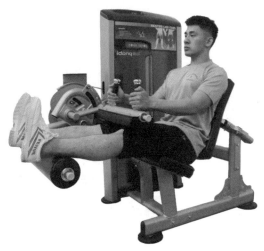

图 3-34　坐姿腿屈曲分解动作 1

2. 大腿后侧发力，将滚轴下压至最大限度（图 3-35）。

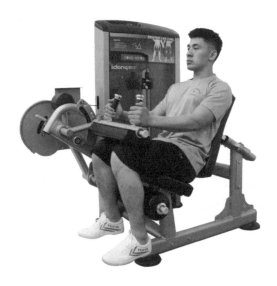

图 3-35　坐姿腿屈曲分解动作 2

易犯错误： 下背部离开椅背，身体后仰（图3-36）。应及时予以纠正，保持背部紧贴椅背。

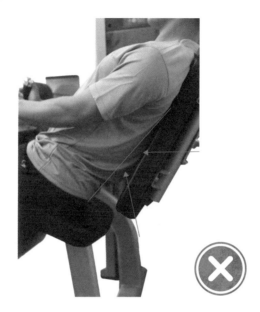

图3-36　坐姿腿屈曲错误动作

（三）坐式蹬腿

训练目标： 股四头肌、臀大肌。

整体动作展示： 如图3-37所示。

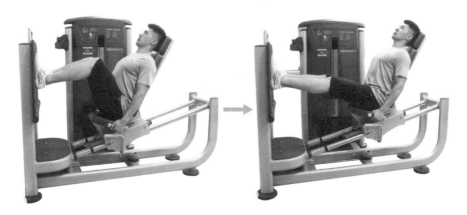

图3-37　坐式蹬腿整体动作

分解动作说明：

1.背部和头部紧贴住靠背端坐；双脚间距与肩同宽或略宽于肩；双手握住两侧把手以稳定上肢（图3–38）。

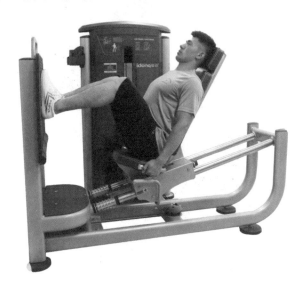

图3–38　坐式蹬腿分解动作1

2.大腿前侧和臀部发力蹬起，同时伸展膝关节和髋关节（图3–39）。

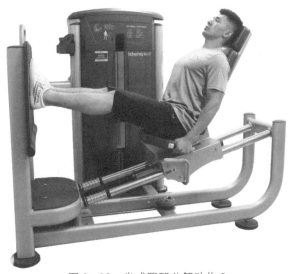

图3–39　坐式蹬腿分解动作2

易犯错误：

1. 坐式蹬腿时膝关节内扣、未对齐脚尖（图 3-40）。应及时予以纠正，保持膝关节与脚尖对齐。

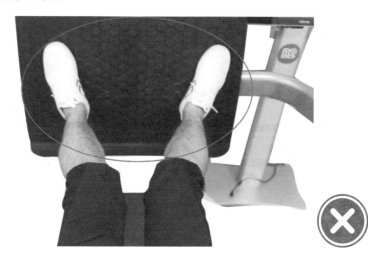

图 3-40　坐式蹬腿错误动作 1

2. 蹬起脚踏板时膝关节超伸（图 3-41）。应及时予以纠正，保持膝关节微屈。

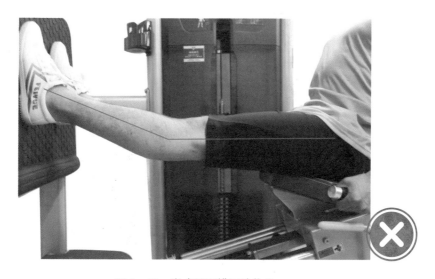

图 3-41　坐式蹬腿错误动作 2

（四）髋外展

训练目标：臀部外侧、臀中肌。

整体动作展示：如图3-42。

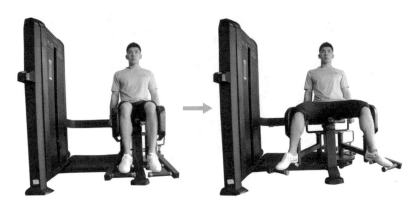

图3-42 髋外展整体动作

分解动作说明：

1. 调整挡板面向内侧；根据身高双脚踩在低处或高处的脚踏上；保持大腿与地面水平；双手抓住身体两侧的把手固定上肢；背部紧贴椅背，躯干挺拔，目视前方（图3-43）。

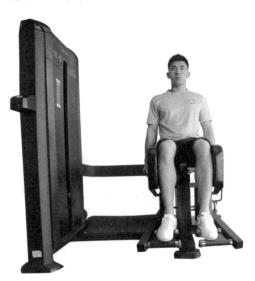

图3-43 髋外展分解动作1

2.臀部外侧发力，将挡板向两侧水平外展至最大限度（图3-44）。

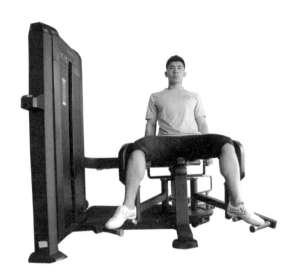

图3-44 髋外展分解动作2

（五）髋内收

训练目标：大腿内侧、内收肌。

整体动作展示：如图3-45所示。

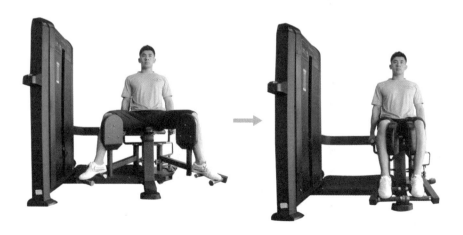

图3-45 髋内收整体动作

分解动作说明:

1. 调整挡板面向外侧;根据身高双脚踩在低处或高处的脚踏上;保持大腿与地面水平;双手抓住身体两侧的把手固定上肢;背部紧贴椅背,躯干挺拔,目视前方(图 3-46)。

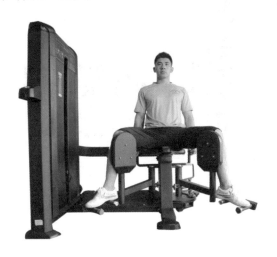

图 3-46　髋内收分解动作 1

2. 大腿内侧发力,将挡板水平内收至最大限度(图 3-47)。

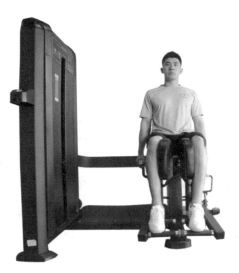

图 3-47　髋内收分解动作 2

三、躯干

（一）坐姿推胸

训练目标： 胸大肌。

整体动作展示： 如图 3–48 所示。

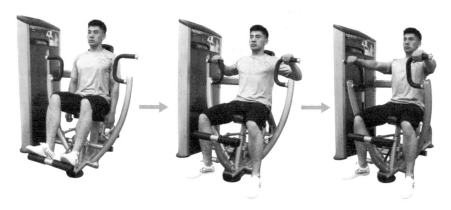

图 3–48　坐姿推胸整体动作

分解动作说明：

1. 调整座位高度确保把手位置与肩同高或略低于肩；背靠椅背端坐，双脚踩下压杠（图 3–49）。

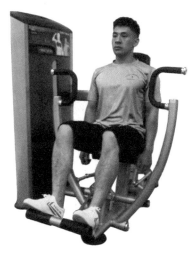

图 3–49　坐姿推胸分解动作 1

2.双手分别握住把手，双脚踩于地面（图 3-50）。

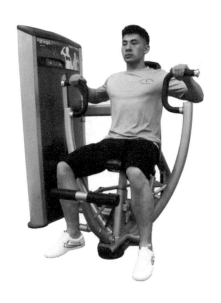

图 3-50　坐姿推胸分解动作 2

3.胸部发力将把手向前推，肘关节自然伸直（图 3-51）。

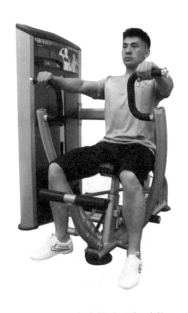

图 3-51　坐姿推胸分解动作 3

易犯错误：

1.推胸到顶端时肘关节出现超伸（图3-52）。应及时予以纠正，保持肘关节微屈。

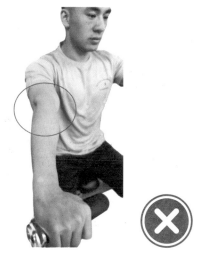

图 3-52　坐姿推胸错误动作 1

2.推胸时手腕过于放松，出现折腕（图3-53）。应及时予以纠正，握紧把手，让手背、腕关节和前臂保持在一条直线。

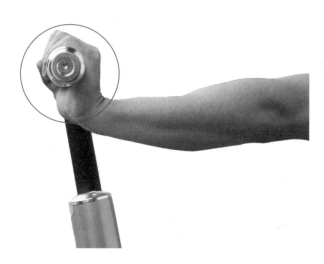

图 3-53　坐姿推胸错误动作 2

3.推胸时背部离开椅背(图3-54)。应及时予以纠正,保持背部紧贴椅背,起到固定躯干的作用。

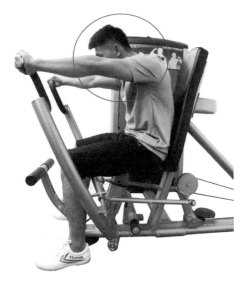

图3-54 坐姿推胸错误动作3

(二)器械飞鸟

训练目标:胸部、胸大肌。

整体动作展示:如图3-55所示。

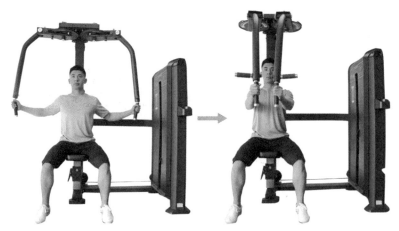

图3-55 器械飞鸟整体动作

分解动作说明：

1. 调节座椅高度，使肩膀略高于两侧把手或与之水平；调节把手位置在身体两侧或略偏前方。背部紧贴椅背端坐，挺胸收腹，目视前方；握住两侧手柄，肘关节保持自然微弯（图 3-56）。

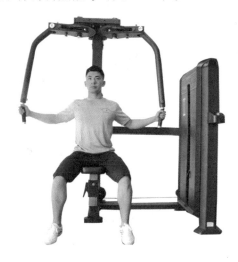

图 3-56　器械飞鸟分解动作 1

2. 胸部发力，双臂水平向内画圆至胸口正前方，保持肩膀放松下沉（图 3-57）。

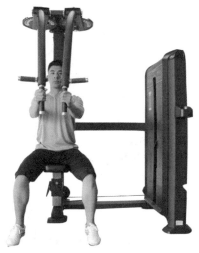

图 3-57　器械飞鸟分解动作 2

易犯错误:

1.做器械飞鸟时出现耸肩问题（图3-58）。应及时予以纠正，保持肩膀放松下沉。

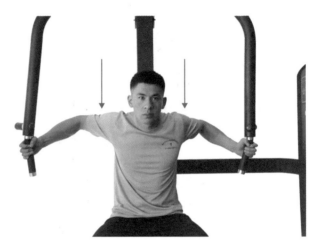

图3-58　器械飞鸟错误动作1

2.做器械飞鸟时下背部离开椅背（图3-59）。应及时予以纠正，保持背部紧贴椅背。

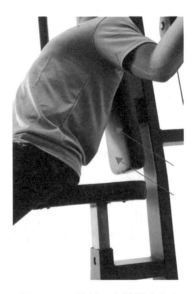

图3-59　器械飞鸟错误动作2

3. 做器械飞鸟时脚掌离地（图3-60）。应及时予以纠正，调节身体位置或座椅高度，确保双脚着地。

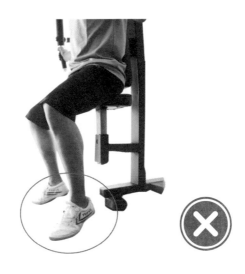

图3-60　器械飞鸟错误动作3

（三）钢线飞鸟

训练目标： 胸部、胸大肌。

整体动作展示： 如图3-61所示。

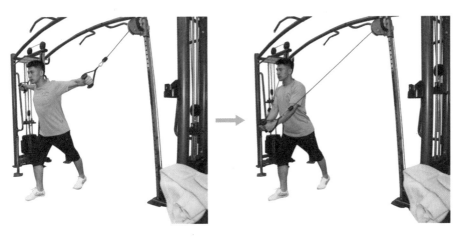

图3-61　钢线飞鸟整体动作

分解动作说明：

1. 调整钢线在龙门架的顶部，抓住两侧拉手；站在龙门架前方两三脚距离的位置；弓步，保持重心在前脚，上半身微微前倾；手臂向两侧伸展，肘关节自然微微弯曲（图 3-62）。

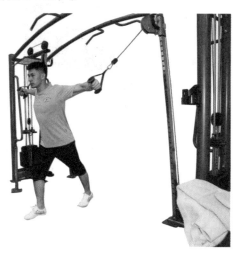

图 3-62　钢线飞鸟分解动作 1

2. 胸部发力，将拉手拉至上腹部前侧，手臂和钢线的方向保持一致（图 3-63）。

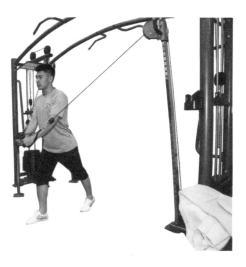

图 3-63　钢线飞鸟分解动作 2

易犯错误：

做钢线飞鸟出现耸肩和折肘问题（图 3-64）。应及时予以纠正，保持肩膀下沉，肘关节自然伸直，同时保持微微弯曲。

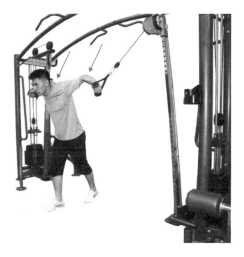

图 3-64　钢线飞鸟错误动作

（四）坐姿划船

训练目标： 背部、背阔肌、肱二头肌。

整体动作展示： 如图 3-65 所示。

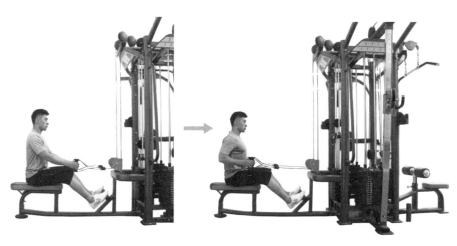

图 3-65　坐姿划船整体动作

分解动作说明：

1. 双脚踩于脚踏端坐，背部挺拔，目视前方；双手拉起手柄，肩胛骨内收（图3-66）。

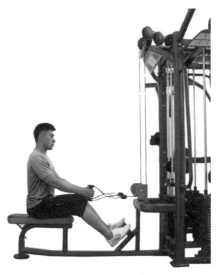

图3-66 坐姿划船分解动作1

2. 背部发力将手柄水平拉至下腹部，双臂轻贴肋骨两侧（图3-67）。

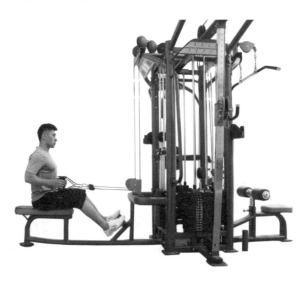

图3-67 坐姿划船分解动作2

易犯错误：

1. 做坐姿划船时出现身体前倾（图 3-68）的问题。应及时予以纠正，保持身体直立。

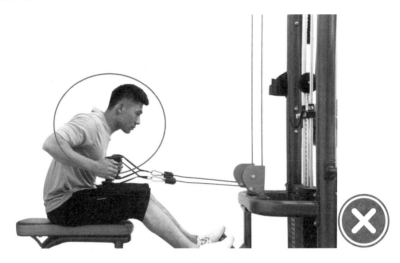

图 3-68 坐姿划船错误动作 1

2. 做坐姿划船时出现耸肩和驼背（图 3-69）的问题。应及时予以纠正，保持沉肩，身体挺直。

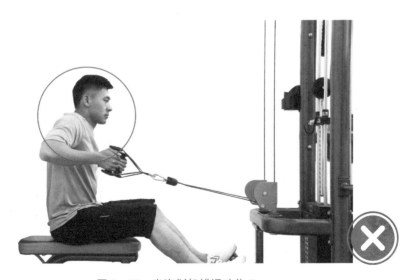

图 3-69 坐姿划船错误动作 2

3. 做坐姿划船时出现身体过度后仰（图3-70）的问题。应及时予以纠正，保持身体直立。

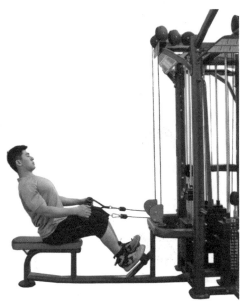

图3-70 坐姿划船错误动作3

（五）颈前下拉

训练目标： 背阔肌、肱二头肌。

整体动作展示： 如图3-71所示。

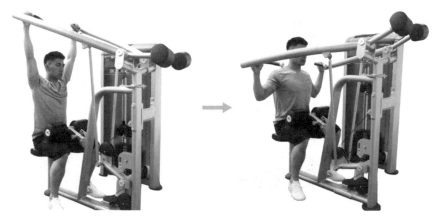

图3-71 颈前下拉整体动作

分解动作说明：

1.调整滚轴位置，紧贴大腿正面固定下肢，避免重量较大时身体被拉起。双手抓握手把，保持背部挺拔，肩胛下沉，目视前方（图3-72, 图3-73）。

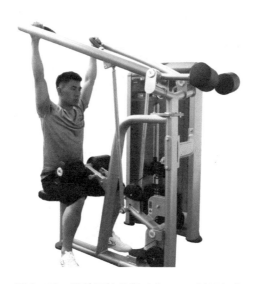

图3-72　颈前下拉分解动作1——侧面角度

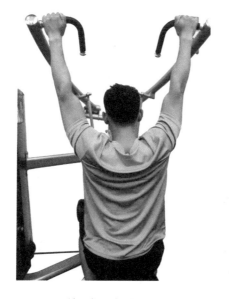

图3-73　颈前下拉分解动作1——背面角度

2. 背部发力将手把下拉至肩两侧（图 3-74, 图 3-75）。

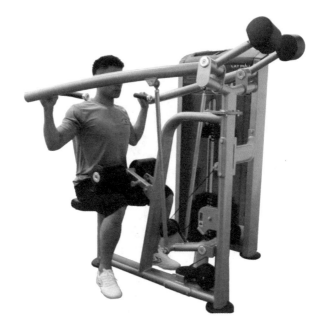

图 3-74　颈前下拉分解动作 2——侧面角度

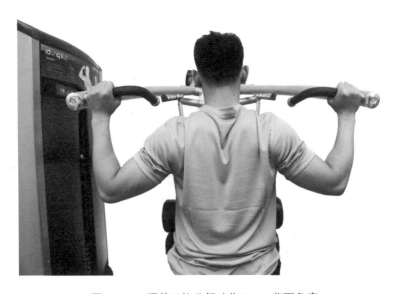

图 3-75　颈前下拉分解动作 2——背面角度

易犯错误：

1.做颈前下拉时出现低头（图3-76）的问题。应及时予以纠正，保持抬头，目视前方。

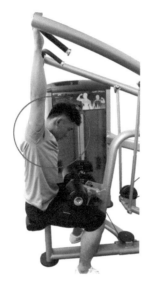

图3-76　颈前下拉错误动作1

2.做颈前下拉时出现未固定下肢（图3-77）的问题。应及时予以纠正，调整滚轴位置，紧贴大腿正面。

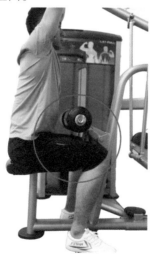

图3-77　颈前下拉错误动作2

（六）山羊挺身

训练目标： 下背部、竖脊肌。

整体动作展示： 如图 3-78 所示。

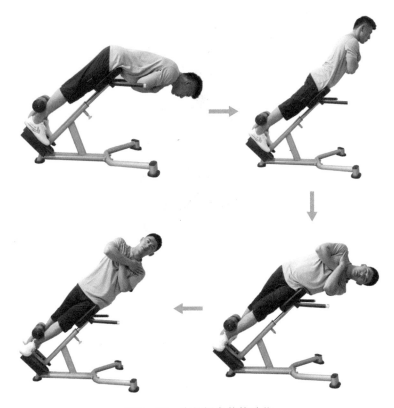

图 3-78 山羊挺身整体动作

分解动作说明：

1.调整挡板高度与骨盆前侧上沿（髂前上棘）同高；俯卧，双手抱于胸前，身体自然前屈（图 3-79）。

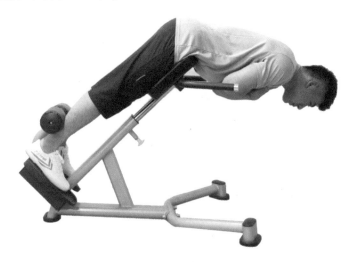

图 3-79　山羊挺身分解动作 1

2.用下背部的力量将身体伸展至呈一条直线（图 3-80）。

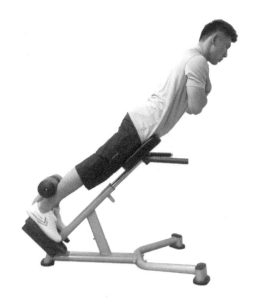

图 3-80　山羊挺身分解动作 2

3.调整挡板高度与骨盆上沿（髂前上棘）同高；侧卧，双手抱于胸前，身体自然放松侧弯（图3-81）。

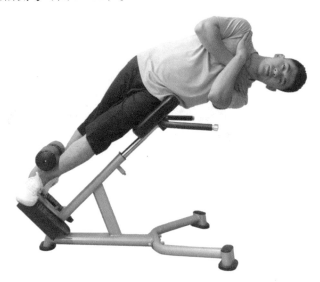

图3-81 山羊挺身分解动作3

4.用侧向腰腹的力量将身体拉起至呈一条直线（图3-82）。

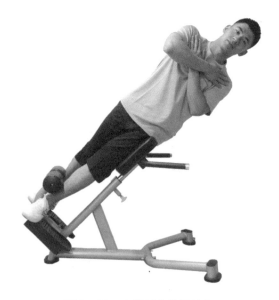

图3-82 山羊挺身分解动作4

易犯错误：

做山羊挺身时躯干出现过度后仰（图3-83）的问题。应及时予以纠正，保持身体伸展至呈一条直线。

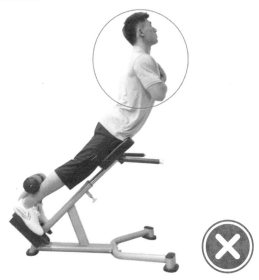

图3-83　山羊挺身错误动作

（七）伐木

训练目标： 腰腹核心力量，腹外斜肌、腹内斜肌、大腿内收肌群。

整体动作展示： 如图3-84所示。

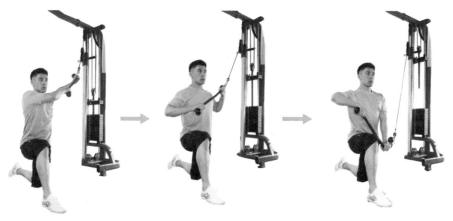

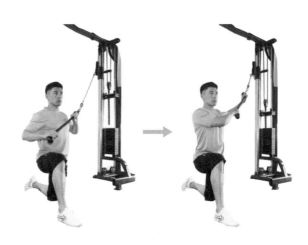

图 3-84　伐木整体动作

分解动作说明：

1. 调整钢线固定端在龙门架顶端；在龙门架斜前方位置，内侧腿单膝跪地，面向前方；双手抓住绳索拉手的两端，握距为一个前臂的宽度；双臂顺着钢线的方向自然放松在体侧（图3-85）。

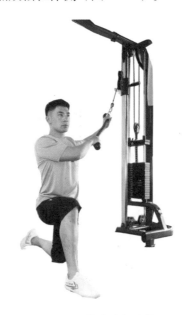

图 3-85　伐木分解动作 1

2. 顺着钢线 45° 方向向下拉绳索至胸前（图 3–86）。

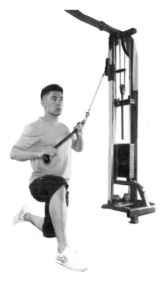

图 3–86　伐木分解动作 2

3. 外侧手不动，内侧手臂顺斜下方前推。保持躯干稳定，双肩水平（图 3–87）。

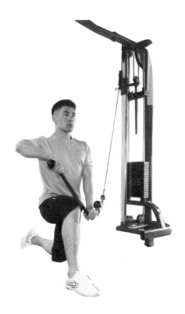

图 3–87　伐木分解动作 3

4.内侧手回收（图3-88）。

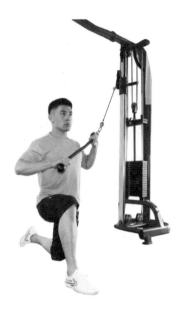

图3-88 伐木分解动作4

5.双手沿绳索方向返回至起始位置（图3-89）。

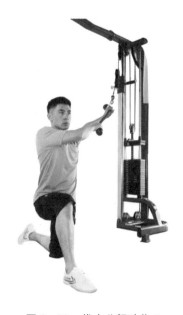

图3-89 伐木分解动作5

（八）悬垂举腿

训练目标：腹部、腹直肌。

整体动作展示：如图3-90所示。

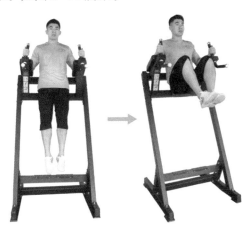

图3-90　悬垂举腿整体动作

分解动作说明：

1.肘关节支撑两侧软垫；肩胛下沉，背部紧贴靠垫，双腿自然下垂（图3-91）。

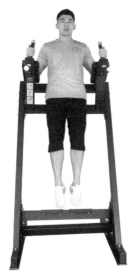

图3-91　悬垂举腿分解动作1

2. 提膝卷腹，膝关节靠向肩膀方向（图 3-92）。

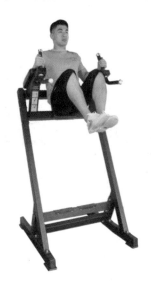

图 3-92　悬垂举腿分解动作 2

易犯错误：

做悬垂举腿时出现耸肩（图 3-93）的问题。应及时予以纠正，保持肩膀下沉。如果是肩带部力量弱导致耸肩，尝试给予下肢辅助或适当减少次数或延长休息时间。

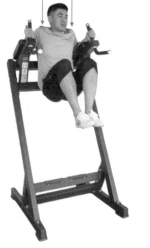

图 3-93　悬垂举腿错误动作

（九）转体

训练目标： 腹外斜肌、腹内斜肌。

整体动作展示： 如图 3-94 所示。

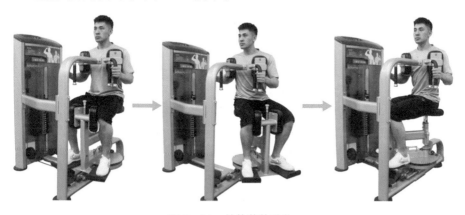

图 3-94　转体整体动作

分解动作说明：

1.将黄色调节杆调节至正前方插孔位置固定；端坐，胸部紧贴两侧挡板，手握固定手把；挺胸收腹，面朝正前方（图 3-95）。

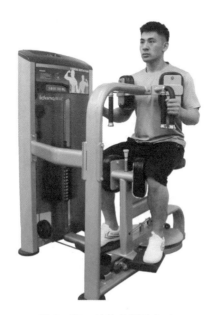

图 3-95　转体分解动作 1

2.固定上肢，腰腹发力使下肢转向右侧或者左侧（3-96）。

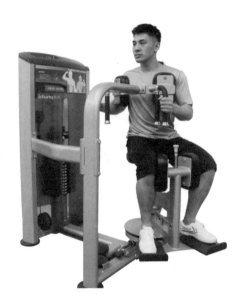

图 3-96　转体分解动作 2

3.固定上肢，腰腹发力使下肢转向另外一侧（图 3-97）。

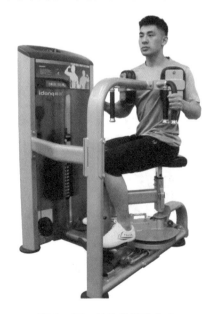

图 3-97　转体分解动作 3

第四章

徒手肌肉力量训练和健身球核心训练动作

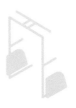

　　徒手力量训练动作对环境设施及条件方面的要求比较自由，主要是以身体的自重作为负重来开展训练。它的优势是便捷和较为安全，与插片固定设备相比，徒手自重训练主要通过身体位置的变化来调节负重。徒手力量训练以多关节多肌肉群共同参与的训练动作为主，对身体不同部位姿态的自我控制和保持有一定的挑战。在完成动作的过程中，要关注躯干的自然姿态和脊柱中立位的保持。本章将介绍徒手肌肉力量训练和健身球核心训练动作。

一、徒手肌肉力量训练动作

（一）俯卧挺身

训练目标： 背部、竖脊肌。

整体动作展示： 如图 4-1 所示。

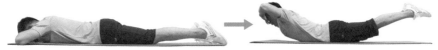

图 4-1　俯卧挺身整体动作

分解动作说明：

1. 俯卧于地面，双手相叠轻贴额头（图 4-2）。

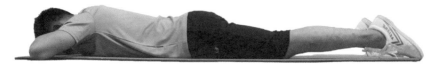

图 4-2　俯卧挺身分解动作 1

2. 下背部和臀部发力将上肢和腿部同时离开地面，保持躯干舒展（图 4-3）。

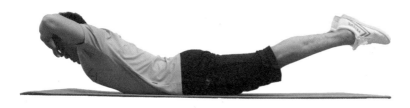

图 4-3 俯卧挺身分解动作 2

重复次数： 12~16 次，3~4 组；组间休息 30~60 秒。

易犯错误：

俯卧挺身时出现屈膝（图 4-4）的问题。应及时予以纠正，保持膝关节自然伸直。

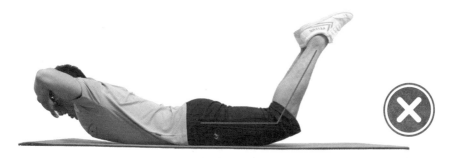

图 4-4 俯卧挺身错误动作

（二）反式平板

训练目标： 下背部、臀部、腘绳肌。

整体动作展示： 如图 4-5 所示。

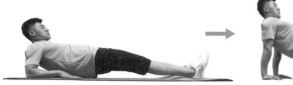
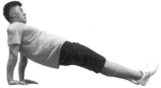

图 4-5 反式平板整体动作

分解动作说明：

1.仰卧于地面，双手手肘部支撑地面；双腿伸直，脚跟支撑地面；臀部和下背部发力将髋部向上抬起。保持肩、髋、膝、踝在一条直线上（图4-6）。

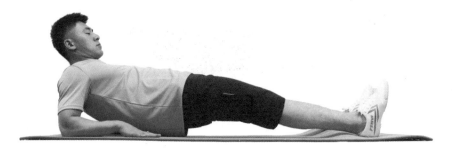

图4-6　反式平板分解动作1

2.端坐于地面，双手手掌支撑地面；双腿伸直，脚跟支撑地面；臀部和下背部发力将髋部向上抬起。保持肩、髋、膝、踝在一条直线上（图4-7）。

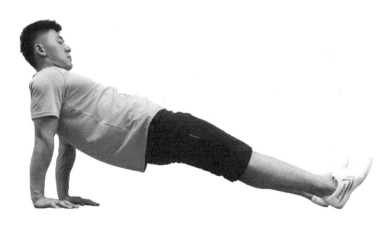

图4-7　反式平板分解动作2

易犯错误：

反式平板手支撑时出现耸肩（图4-8）的问题。应及时予以纠正，双手手掌反向推地面，同时肩胛下沉，让肩膀远离耳朵，保持胸部挺拔。

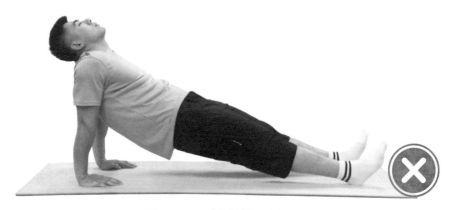

图 4-8 反式平板错误动作

（三）仰卧卷腹

训练目标： 腹部、腹直肌。

整体动作展示： 如图 4-9 所示。

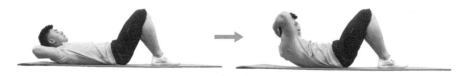

图 4-9 仰卧卷腹整体动作

分解动作说明：

1. 仰卧于地面，双腿屈膝，双脚踩于地面；双手轻托头部后侧，双臂自然向两侧放松展开（图 4-10）。

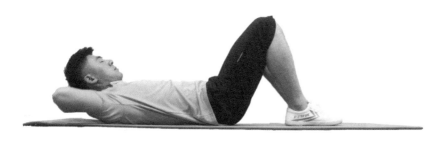

图 4-10 仰卧卷腹分解动作 1

2.腹部发力，将上半身卷起；肩胛骨离开地面；双眼望向两腿之间（图4-11）。

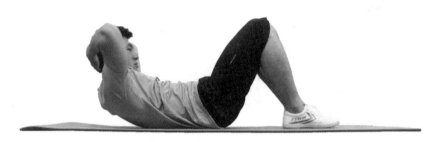

图 4-11 仰卧卷腹分解动作 2

易犯错误：

仰卧卷腹时出现夹肘（图 4-12）的问题。应及时予以纠正，双手应轻托头部后侧，双臂自然向两侧放松展开。如果腹部力量不足，可以将双手交叉合抱于胸前卷腹或上斜仰卧。

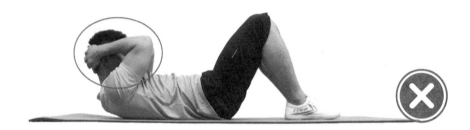

图 4-12 仰卧卷腹错误动作

（四）俯卧撑

训练目标：胸大肌、肱三头肌。

整体动作展示：如图 4-13 所示。

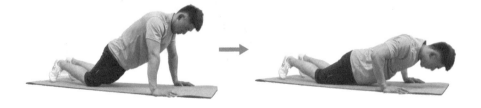

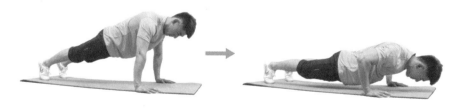

图 4-13　俯卧撑整体动作

分解动作说明：

1. 俯卧于地面，屈膝跪地，双手间距略宽于肩膀，双臂垂直于地面，身体呈一条直线（图 4-14）。

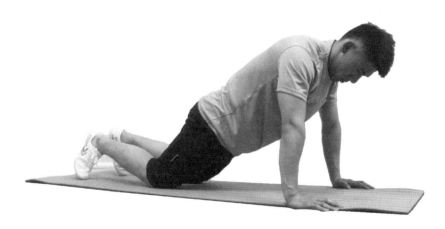

图 4-14　俯卧撑分解动作 1

2. 双手肘关节同时弯曲，重心下降，胸口靠近地面，保持身体在一条直线上（图 4-15）。

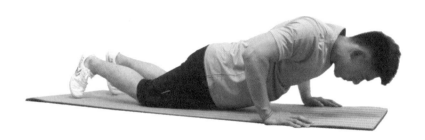

图 4-15　俯卧撑分解动作 2

　　3.俯卧于地面，脚尖和手掌支撑地面；双手间距略宽于肩膀，双臂垂直于地面，身体呈一条直线（图4-16）。

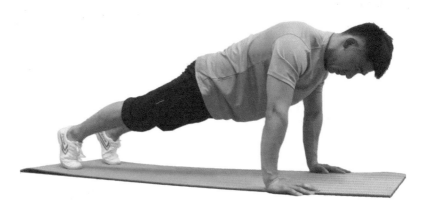

图4-16　俯卧撑分解动作3

　　4.双手肘关节同时弯曲，重心下降，胸口靠近地面，保持身体在一条直线上（图4-17）。

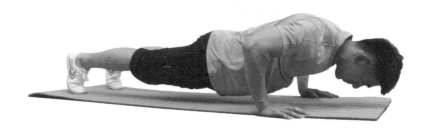

图4-17　俯卧撑分解动作4

易犯错误：

俯卧撑时出现耸肩、塌腰（图4-18）等问题。应及时予以纠正，保持身体呈一条直线。若肩带部力量不足，可改为跪姿；若腰腹力量不足，可改为跪姿。

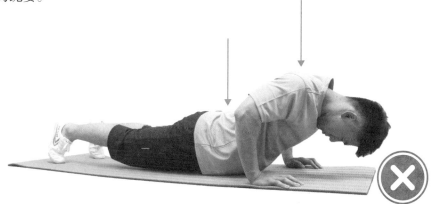

图4-18　俯卧撑错误动作

（五）箭步蹲

训练目标： 股四头肌、臀大肌。

整体动作展示： 如图4-19所示。

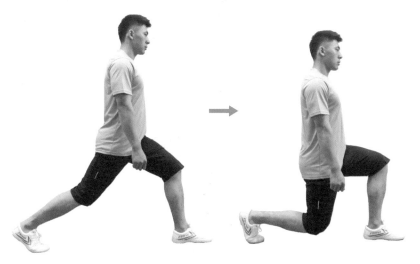

图4-19　箭步蹲整体动作

分解动作说明：

1. 分腿站立，双脚一前一后；后脚跟抬起，重心偏向前腿；保持挺胸收腹，目视前方，膝关节指向脚尖的方向（图4-20）。

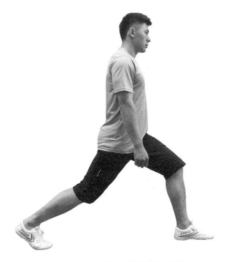

图4-20 箭步蹲分解动作1

2. 屈膝重心下降，后腿膝关节放松靠近地面，保持躯干直立向上或微微前倾；将注意力放在左半边大腿前侧，发力站立（图4-21）。

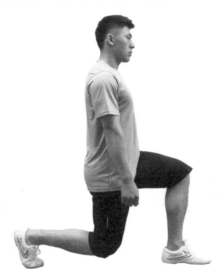

图4-21 箭步蹲分解动作2

易犯错误：

1.存在膝关节方向和脚尖方向不一致的问题。应及时予以纠正，重心下降时保持膝关节对齐第二个脚趾方向。

2.存在膝关节超过脚尖，脚跟离地的问题。应及时予以纠正，下蹲过程中膝关节应保持在脚尖后方，注意力放在大腿正面。

二、健身球核心训练动作

（一）仰卧卷腹

训练目标：腹直肌和核心稳定。

整体动作展示：如图 4-22 所示。

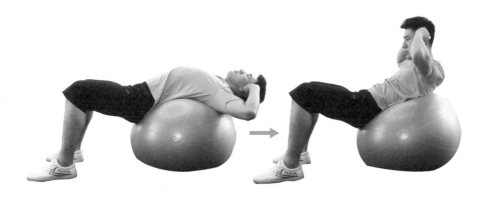

图 4-22　仰卧卷腹整体动作

分解动作说明：

1. 仰卧球上，确保胸骨最高点和球的中心保持垂直对齐；放松脊椎，自然伸展躯干，双手轻托头部（图4-23）。

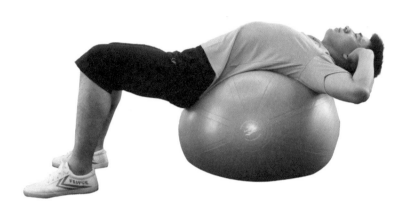

图4-23 仰卧卷腹分解动作1

2. 卷曲上半身，肩胛骨离开球面；保持腹部平坦，双肩放松；目视前方或两腿之间（图4-24）。

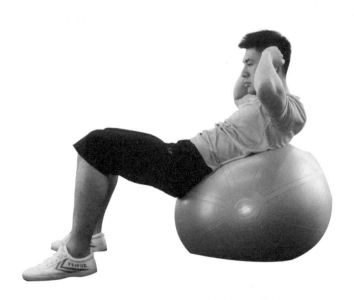

图4-24 仰卧卷腹分解动作2

（二）屈膝卷腹

训练目标：腹直肌、腹横肌。

整体动作展示：如图 4-25 所示。

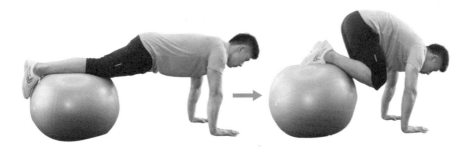

图 4-25　屈膝卷腹整体动作

分解动作说明：

1. 俯卧于地面，双手手掌支撑地面，保持与肩同宽；双腿依次置于健身球上方，小腿前侧接触球面，保持身体在一条直线上（图 4-26）。

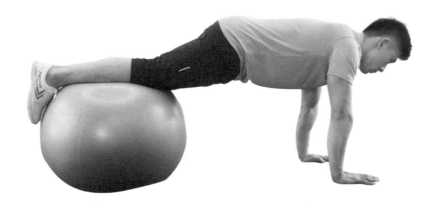

图 4-26　屈膝卷腹分解动作 1

2.团身收腹，双腿屈膝将球朝肩膀的方向滚动；膝关节靠近肩膀的方向，将感知放在下腹部（图4-27）。

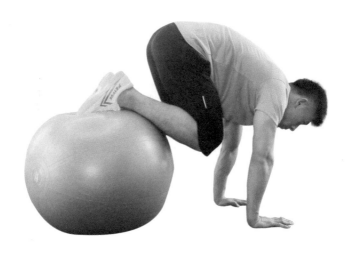

图4-27 屈膝卷腹分解动作2

（三）肩桥

训练目标：腘绳肌、下背部肌群。

整体动作展示：如图4-28所示。

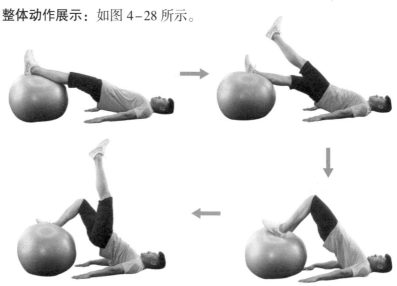

图4-28 肩桥整体动作

分解动作说明：

1. 仰卧于地面，双手置于体侧，掌心向下贴住地面；双腿置于健身球上方，小腿跟腱位置接触球面；顶髋向上，保持身体在一条直线上（图4-29）。

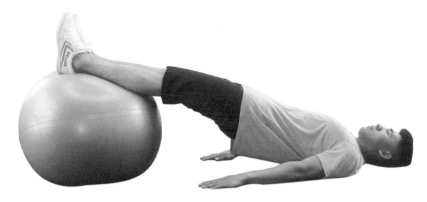

图4-29 肩桥分解动作1

2. 保持身体在一条直线，右脚下压球面，保持骨盆中立位，缓缓抬起左腿（图4-30）。

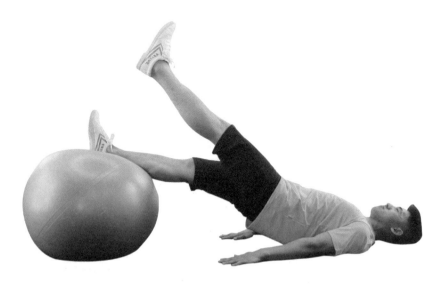

图4-30 肩桥分解动作2

3.接前一动作，双腿屈膝将球拉向身体；继续顶髋向上，保持肩、髋、膝在一条直线上；肩膀放松，远离耳朵，脚尖平行指向前方（图4-31）。

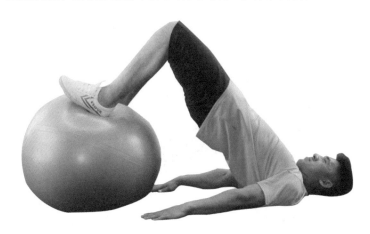

图4-31　肩桥分解动作3

4.右脚踩稳球面，左脚缓缓抬起；保持躯干在一条直线，骨盆中立位；注意力放在大腿的后侧和下背部（图4-32）。

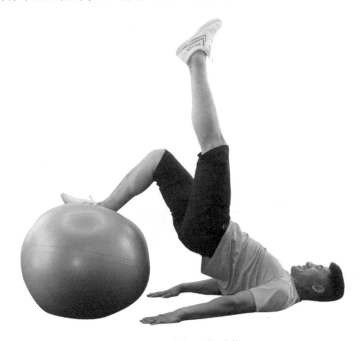

图4-32　肩桥分解动作4

（四）俯卧背起

训练目标：核心稳定。

整体动作展示：如图4-33所示。

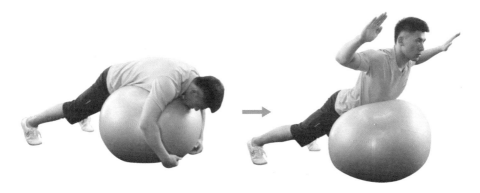

图4-33　俯卧背起整体动作

分解动作说明：

1.俯卧球上，胸骨下沿对准球心；双腿自然分开，蹬住墙面可以更好地固定下肢；身体自然弯曲俯卧于球上，双手自然放松（图4-34）。

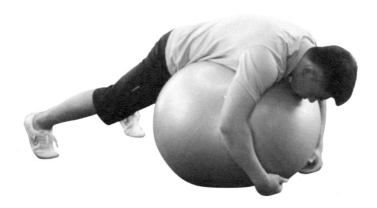

图4-34　俯卧背起分解动作1

2.背部向上伸展，双臂展开，让踝关节、髋关节、肩关节呈一条直线；脊柱延伸，把注意力放在下背部；双肩自然放松，目视斜下方或前方（图4-35）。

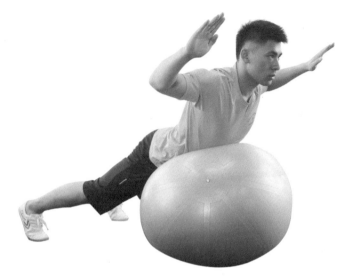

图4-35　俯卧背起分解动作2

（五）仰卧转体

训练目标：核心稳定，腹外斜肌和腹内斜肌。

整体动作展示：如图4-36所示。

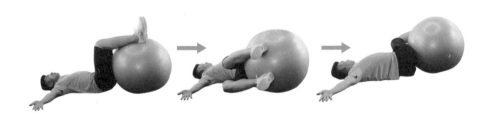

图4-36　仰卧转体整体动作

分解动作说明：

1.仰卧于地面，双手两侧水平打开，掌心朝上；小腿后侧置于健身球上，屈膝，保持大腿和地面垂直（图4-37）。

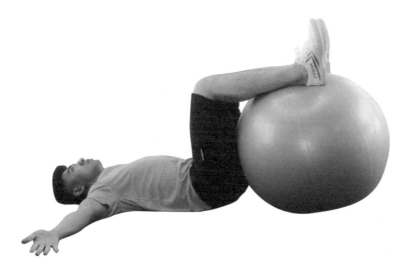

图4-37　仰卧转体分解动作1

2.手掌背轻压地面，稳定上肢；将健身球向右侧滚动，下肢扭转；将注意力放在左侧腹外侧，发力将球滚动至中立起始位置（图4-38）。

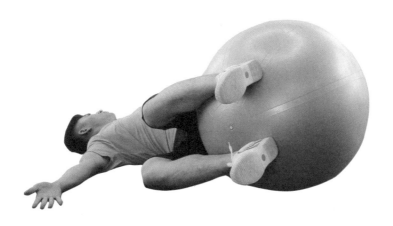

图4-38　仰卧转体分解动作2

3.手掌背轻压地面，稳定上肢；将健身球向左侧滚动，下肢扭转；将注意力放在右侧腹外侧，发力将球滚动至中立起始位置。两侧交替进行（图4–39）。

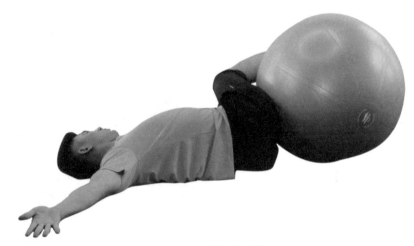

图4–39　仰卧转体分解动作3

（六）球上仰卧转体

训练目标：核心稳定。

整体动作展示：如图4–40所示。

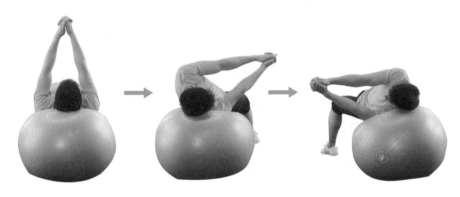

图4–40　球上仰卧转体整体动作

分解动作说明:

1. 仰卧球上,头的后部及双肩与球体接触;双腿屈膝,双脚间距与肩同宽;顶髋向上,保持膝、髋、肩在一条直线上;双手交叉握拳指向天空(图4-41,图4-42)。

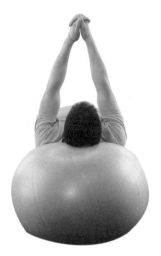

图4-41 球上仰卧转体分解动作1——正面

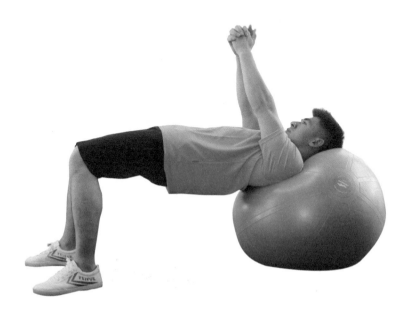

图4-42 球上仰卧转体分解动作1——侧面

2.将球向身体的左侧滚动，右肩和右耳贴住球面，让身体面向右侧；保持膝、髋、肩在一个水平线上；注意力集中，保持平衡，控制左右转动时的动作幅度（图4-43）。

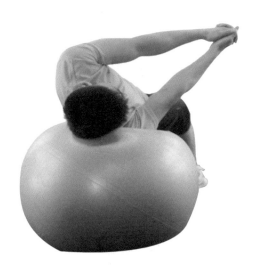

图4-43　球上仰卧转体分解动作2

3.滚动球向右侧，身体左转；反方向重复前一动作，感受核心腰腹对躯干稳定性的作用（图4-44）。

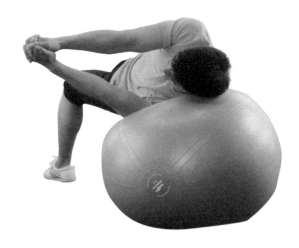

图4-44　球上仰卧转体分解动作3

（七）平板支撑

训练目标：核心躯干稳定。

整体动作展示：如图 4-45 所示。

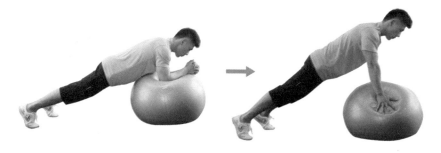

图 4-45 平板支撑整体动作

分解动作说明：

1. 俯卧球上，双手肘关节支撑在健身球正上方；双脚自然打开，与肩同宽，保持身体在一条直线；肘关节轻压健身球，让胸口远离球体（图 4-46）。

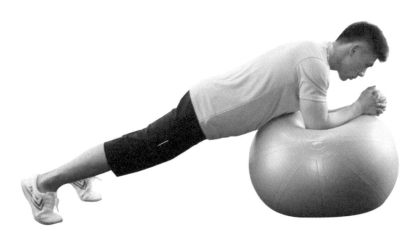

图 4-46 平板支撑分解动作 1

2.俯卧球上，双手手掌支撑于健身球两侧的斜上方；双脚自然打开，与肩同宽，保持身体在一条直线；掌根轻压健身球，让胸口远离球体（图4-47）。

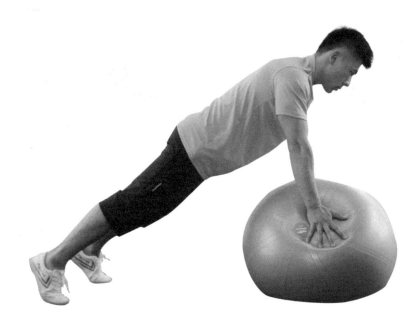

图4-47　平板支撑分解动作2

第五章

拉伸和自我筋膜放松

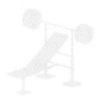

　　肌肉力量训练主体部分结束后会进入拉伸和放松的身体练习。通过有效的拉伸和放松活动，有助于身体在训练后得到及时恢复，减少肌肉的延迟性酸疼，消除疲劳，增加肌肉血流量，加速乳酸排泄，并且能够降低受伤的风险，起到预防受伤的作用。本章将介绍拉伸和自我筋膜放松两部分内容。

一、拉伸

（一）大腿后侧拉伸

　　训练目标：拉伸腘绳肌。

　　动作说明：仰卧于地面，抬起单腿，双手抱住大腿后侧；勾脚尖，同时脚跟向上方远处蹬出；将注意力放在大腿后侧的伸展（图5-1）。

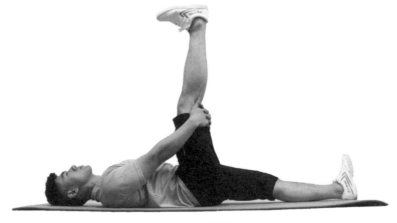

图5-1　大腿后侧拉伸动作

（二）大腿前侧拉伸

训练目标： 拉伸股四头肌。

动作说明： 侧卧于地面，单腿屈膝，同侧手从身体后侧抓住脚踝，将脚跟拉向臀部；保持臀部夹紧和腹部平坦，将注意力放在大腿前侧的伸展（图5-2）。

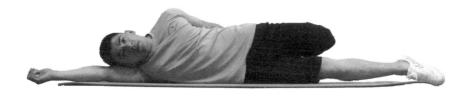

图5-2　大腿前侧拉伸

（三）臀部伸展

训练目标： 拉伸臀大肌、臀中肌。

整体动作展示： 如图5-3所示。

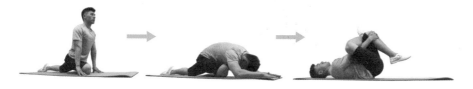

图5-3　臀部伸展整体动作

分解动作说明：

1.端坐于地面，前侧单腿盘膝状，后腿向后自然伸直；双手支撑地面，调整骨盆至水平向前的位置，保持脊柱挺拔伸展（图5-4）。

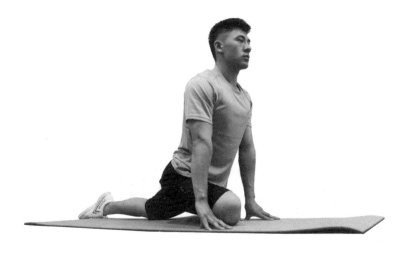

图 5-4 臀部伸展分解动作 1

2. 俯身向前，双手沿地面向前延伸，加强臀部的伸展（图 5-5）。

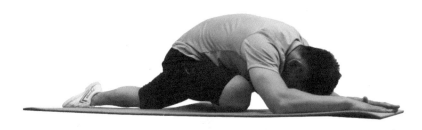

图 5-5 臀部伸展分解动作 2

3. 仰卧于地面，右腿盘于左膝之上，双手穿过右腿下方抱住左小腿前侧；将膝关节拉向胸口的位置，右膝关节指向侧面（图 5-6）。

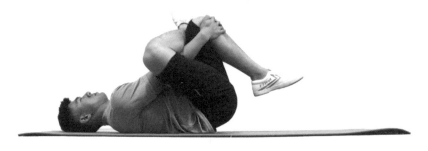

图 5-6 臀部伸展分解动作 3

（四）肩部伸展

训练目标：伸展三角肌。

动作说明：端坐于地面（可以选择垫高臀部位置或坐在垫上），保持脊柱自然直立向上；右手臂水平向左伸展，左手置于右肘关节处；慢慢按压右臂靠近胸口，感受右臂肩部肌肉的伸展，放松自然地呼吸（图5-7）。

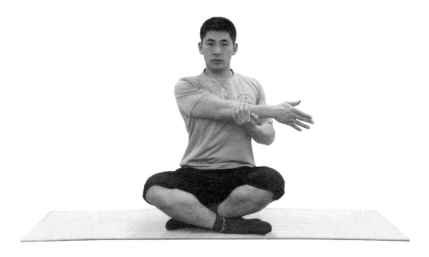

图5-7　肩部伸展

（五）肱三头肌伸展

训练目标：拉伸肱三头肌。

动作说明：端坐于地面（可以选择垫高臀部位置或坐在垫上），保持脊柱自然直立向上；右手臂上举同时向上屈臂，上臂紧贴耳朵；左手在头顶将右肘关节向右侧轻拉，感受右臂手臂后侧肌肉的伸展，放松自然地呼吸（图5-8）。

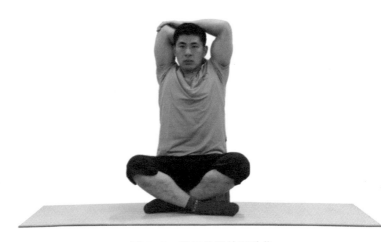

图 5-8　肱三头肌伸展动作

（六）手臂屈肌伸展

训练目标：拉伸手臂前侧屈肌。

动作说明：端坐于地面（可以选择垫高臀部位置或坐在垫上），保持脊柱自然直立向上；右手臂手掌朝前伸展，左手抓住右手四指从下方慢慢施压向回拉；感受右臂前侧肱二头肌的伸展，放松自然地呼吸（图 5-9，图 5-10）。

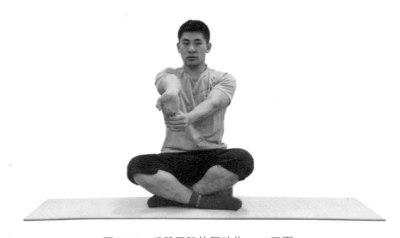

图 5-9　手臂屈肌伸展动作 ——正面

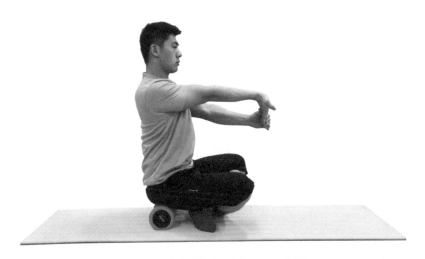

图 5-10 手臂屈肌伸展动作——侧面

（七）颈部伸展

训练目标： 拉伸颈部斜方肌。

动作说明： 端坐于地面（可以选择垫高臀部位置或坐在垫上），保持脊柱自然直立向上；将右手放在臀部下方，右肩放松下沉，左手置于右侧太阳穴位置；保持中正的坐姿和两肩水平，轻轻按压头部，让左耳朵慢慢贴近左肩；感受右颈部肌肉上斜方肌的伸展，放松自然地呼吸（图5-11）。

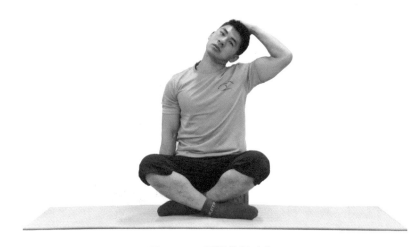

图 5-11 颈部伸展动作

（八）胸部伸展

训练目标： 伸展胸大肌和肩部前侧。

动作说明： 端坐于地面（可以选择垫高臀部位置或坐在垫上），保持脊柱自然直立向上；双手掌心朝上在身体两侧水平外展；手臂外旋的同时向后伸展，感受胸部肌肉的延展，放松自然地呼吸（图5-12）。

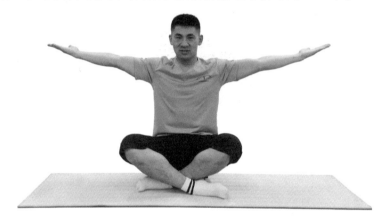

图5-12　胸部伸展动作

（九）背部伸展

训练目标： 伸展背部肌群。

动作说明： 端坐于地面（可以选择垫高臀部位置或坐在垫上），保持脊柱自然直立向上；双手掌心向内五指交叉，水平前伸，同时低头含胸弓背；保持肩膀自然放松，感受背部肌肉的伸展，放松自然地呼吸（图5-13）。

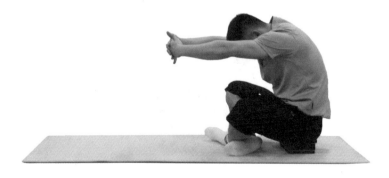

图5-13　背部伸展动作

（十）腹部和下背部伸展

训练目标： 伸展腹部和下背部。

整体动作展示： 如图 5-14 所示。

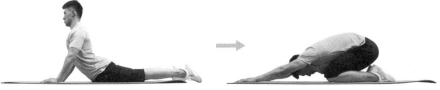

图 5-14　腹部和下背部伸展整体动作

分解动作说明：

1. 俯卧，双手支撑地面，将上半身抬起；保持自然呼吸，双肩下沉，伸展腹部和屈髋肌群（图 5-15）。

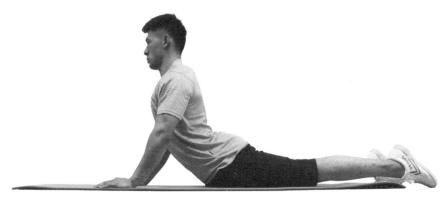

图 5-15　腹部和下背部伸展分解动作 1

2. 跪坐于地面，臀部坐在脚跟上；双手自然前伸，头部放松，保持放松自然呼吸（图 5-16）。

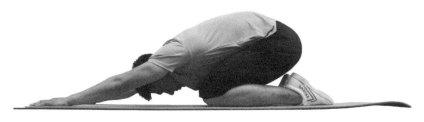

图 5-16　腹部和下背部伸展分解动作 2

（十一）9090 脊柱旋转伸展

训练目标： 伸展脊柱和肩关节。

整体动作展示： 如图 5-17 所示。

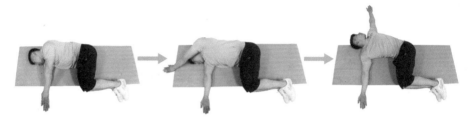

图 5-17　9090 脊柱旋转伸展整体动作

分解动作说明：

1.右侧卧于地面，屈膝90°；双手合十，与肩同高，身体垂直于地面（图 5-18）。

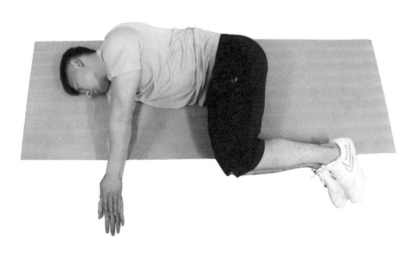

图 5-18　9090 脊柱旋转伸展分解动作 1

2.保持双膝关节紧贴，左手贴地画圆，逐步展开，头部随之转动（图 5-19）。

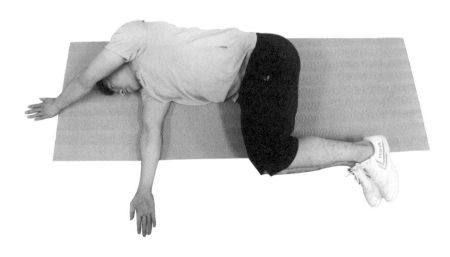

图 5-19　9090 脊柱旋转伸展分解动作 2

3. 保持双膝关节紧贴，左手画圆展开至最大幅度，头部随之转动；保持手臂和掌背贴住地面。如果手臂和掌背无法贴紧地面时则停止转动，此时的角度即是最大动作幅度（图 5-20）。

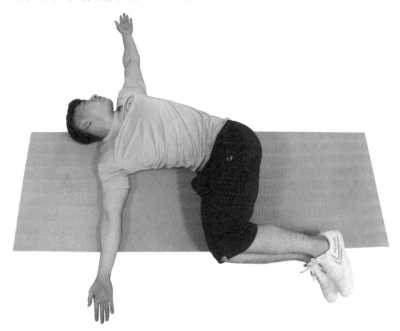

图 5-20　9090 脊柱旋转伸展分解动作 3

二、自我筋膜放松

（一）小腿前侧筋膜放松

训练目标：按摩放松小腿前侧胫骨前肌。

动作说明：俯卧跪姿，双手支撑地面，泡沫滚轴置于小腿前侧；身体前后移动，滚动滚轴按压放松小腿前侧。可以尝试在痛感较大的位置多停留 5~10 秒（图 5–21）。

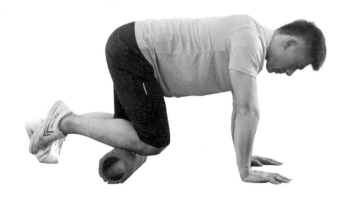

图 5–21　小腿前侧筋膜放松动作

（二）小腿后侧筋膜放松

训练目标：按摩放松小腿后侧腓肠肌。

整体动作展示：如图 5–22 所示。

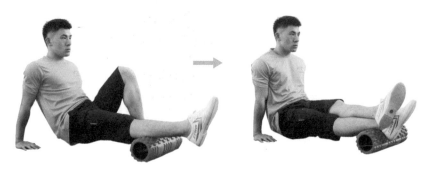

图 5–22　小腿后侧筋膜放松整体动作

分解动作说明：

1.选择一：端坐于地面，左腿屈膝踩地支撑，右腿伸直放置于泡沫滚轴上，小腿部位和滚轴接触；双手背后支撑地面，臀部离开地面，重心前后移动，滚动按摩小腿后侧的肌肉筋膜组织（图5-23）。

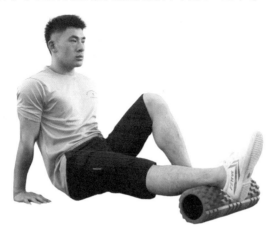

图5-23　小腿后侧筋膜放松分解动作1

2.选择二：端坐于地面，双腿交叠放置于泡沫滚轴上，小腿部位和滚轴接触；双手背后支撑地面，使臀部离开地面，重心前后移动，滚动按摩小腿后侧的肌肉筋膜组织（图5-24）。

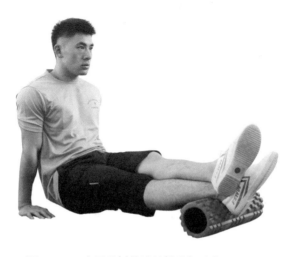

图5-24　小腿后侧筋膜放松分解动作2

（三）大腿前侧筋膜放松

训练目标： 按摩放松大腿前侧股四头肌。

整体动作展示： 如图 5-25 所示。

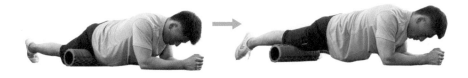

图 5-25　大腿前侧筋膜放松整体动作

分解动作说明：

俯卧于地面，双手肘关节支撑地面；左腿向侧屈膝，膝关节内侧支撑地面；右腿伸直放置于泡沫滚轴上，重心前后移动，滚动按摩大腿前侧的肌肉筋膜组织（图 5-26，图 5-27）。

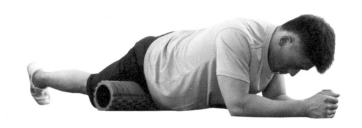

图 5-26　大腿前侧筋膜放松分解动作 1

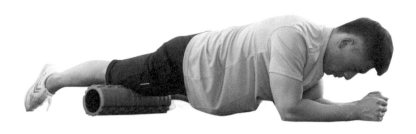

图 5-27　大腿前侧筋膜放松分解动作 2

（四）大腿后侧筋膜放松

训练目标： 按摩放松大腿后侧腘绳肌。

整体动作展示： 如图 5-28 所示。

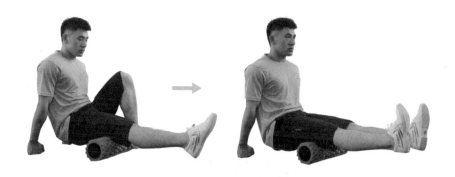

图 5-28　大腿后侧筋膜放松整体动作

分解动作说明：

1. 选择一：端坐于地面，左腿屈膝踩地，右腿伸直放置于泡沫滚轴上，大腿后侧部位和滚轴接触；双手背后支撑地面，使臀部离开地面，重心前后移动，滚动按摩大腿后侧的肌肉筋膜组织（图 5-29）。

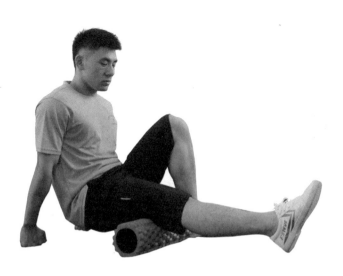

图 5-29　大腿后侧筋膜放松分解动作 1

2. 选择二：端坐于地面，双腿放置于泡沫滚轴上，大腿后侧部位和滚轴接触；双手背后支撑地面，使臀部离开地面，重心前后移动，滚动按摩大腿后侧的肌肉筋膜组织（图 5–30）。

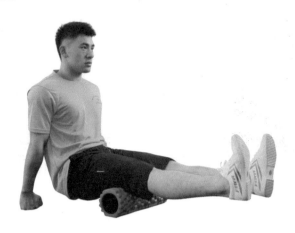

图 5–30　大腿后侧筋膜放松分解动作 2

（五）大腿外侧筋膜放松

训练目标：放松按摩大腿外侧髂胫束。

动作说明：右侧卧，右手肘关节支撑地面，左脚在身体前侧踩地面；将泡沫滚轴置于右腿大腿外侧，身体上下移动，滚动滚轴，放松按摩大腿外侧的肌肉筋膜组织。在较痛的位置可以选择停留 5~10 秒，放松自然地呼吸（图 5–31）。反侧动作相同。

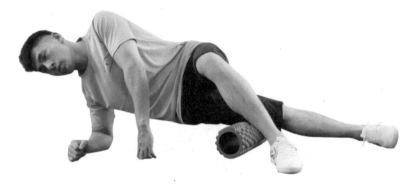

图 5–31　大腿外侧筋膜放松动作

（六）大腿内侧筋膜放松

训练目标： 按摩放松大腿内侧、内收肌。

动作说明： 俯卧匍匐状，双手双肘关节撑地，左腿伸直；右腿体侧屈膝，将泡沫滚轴垂直置于右大腿内侧；身体左右移动，滚动按摩大腿内侧的肌肉筋膜组织（图5-32）。反侧动作相同。

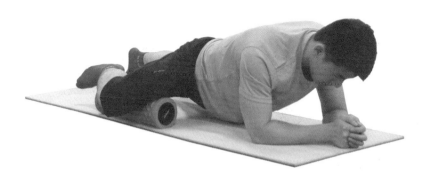

图5-32 大腿内侧筋膜放松动作

（七）背部筋膜放松

训练目标： 按摩放松背部、背阔肌。

动作说明： 左侧卧位，左腿伸直，右腿屈膝踩在身体后侧；将泡沫滚轴垂直置于腋窝后方靠近肩胛骨之间的位置；右脚蹬地将臀部抬起，前后滚动，按摩放松背阔肌，保持放松自然呼吸（图5-33）。反侧动作相同。

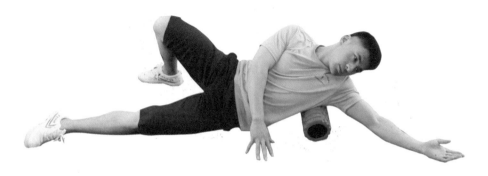

图5-33 背部筋膜放松动作

（八）胸部筋膜放松

训练目标： 按摩放松胸部、胸大肌和胸小肌。

动作说明： 俯卧于地面，左腿伸直，右腿体侧屈膝，同时右手撑地；将泡沫轴45°放置在左腋窝和乳头之间，45°方向前后移动身体，按摩放松胸部筋膜（图5-34）。反侧动作相同。

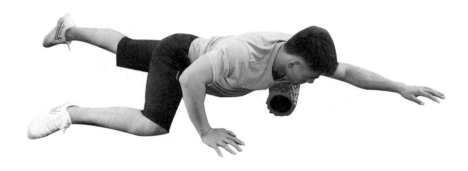

图5-34 胸部筋膜放松动作

（九）上背部筋膜放松

训练目标： 按摩放松上背部，中上斜方肌、竖脊肌。

动作说明： 仰卧于地面，双腿屈膝踩地，泡沫滚轴置于肩胛骨的位置；双手轻托头部，抬起臀部，上下移动按摩放松上背部的肌肉筋膜组织（图5-35）。

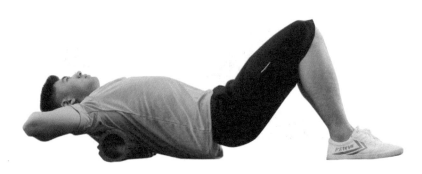

图5-35 上背部筋膜放松动作

（十）臀部筋膜放松

训练目标： 按摩放松臀部。

动作说明： 端坐于地面，右腿盘于左膝，右侧臀部坐在泡沫滚轴上，同时右手支撑地面；前后缓慢移动按摩放松臀部肌肉筋膜组织。可以尝试在酸痛感较强的部位停留 5~10 秒（图 5–36）。反侧动作相同。

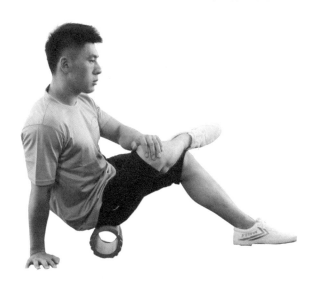

图 5–36　臀部筋膜放松动作

第六章

戒毒人员肌肉力量训练计划

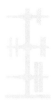

在获得戒毒人员体质健康和基础运动能力方面的测试数据后，就可以根据个人的情况制订运动戒毒康复训练的计划。整体计划主要由运动戒毒康复训练、膳食营养、心理干预和再生恢复四部分组成。在本章中，主要介绍运动戒毒肌肉力量训练计划。肌肉力量训练遵循三个阶段为一周期的训练理念，通过几种肌肉力量训练类型在以周、月和季度为小、中、大周期的交替安排，从而形成一个循序渐进的训练计划（图6-1）。

第一个阶段是基础适应阶段，以一般功能性力量训练为主。帮助初训的戒毒人员学习肌肉力量训练的动作，建立对正确动作的感知。这个阶段是以核心力量激活为主的一些徒手动作作为动作感知的主体训练计划。

第二个阶段是肌耐力发展阶段，在单位时间内通过全身性的力量训练动作组合，达到整体力量和能量系统共同发展的目标。

第三个阶段是肌肉力量发展阶段，以增肌的肌肉力量训练强度为主。以进行单一动作或身体部位的强化训练为主，增加整体肌肉的质量和抗阻能力。

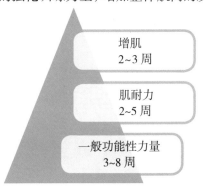

图6-1　肌肉力量训练三个阶段遵循的周期训练图示

值得注意的是，第一阶段力量发展是基础，在这一阶段需要较长的时间和耐心，要建立对正确动作的感知，这对预防急、慢性损伤有重要的意义。在完成第三阶段的训练后，仍然需要循环往复，回到第一阶段继续打好地基，但可以在整体的训练量和强度上，根据受训戒毒人员再次测评的体质健康和运动能力等数据进行适当地调整。如此循环往复螺旋上升式的周期训练模式，是在短、中、长期力量训练计划中被使用较多的训练方式。

一、肌肉力量训练第一阶段

这一阶段，适用于体质健康较弱或肌肉力量训练较少的戒毒人员。运动频率每周 2 次，每次连续运动时间不超过 30 分钟。本阶段以肌肉力量循环训练为主，目标之一是建立整体肌肉力量训练的动作感知能力，神经肌肉系统对正确动作模式的反应；目标之二是提升身体的整体基础代谢率，让全身的肌肉都能够被积极调动并参与训练，同时降低受训戒毒人员因为局部肌肉疲劳而导致的心理畏难情绪。

本阶段是打基础阶段，帮助受训戒毒人员安全并且有信心地进入肌肉力量训练的后阶段训练。

（一）训练目标

一般功能性力量训练，学习肌肉力量训练的动作，建立对正确动作的感知。

（二）训练周期

3~8 周。

（三）训练时长

每次 45 分钟。

（四）训练频率

每周 2 次。

（五）训练方案设计

详见表 6-1。

表 6-1 肌肉力量训练第一阶段方案设计

全身力量循环运动训练计划			
热身准备			
筋膜放松		**动态伸展和核心激活**	
胸大肌	60 秒 / 单侧	肩带激活	20 次 /TYW
小腿	60 秒 / 单侧	毛毛虫爬	8 次
大腿内侧	60 秒 / 单侧	T 字平衡	8 次 / 单侧
背阔肌	60 秒 / 单侧	下肢动态伸展（一）髋屈	10 次 / 单侧
		下肢动态伸展（二）髋伸	10 次 / 单侧
		平板支撑 / 侧平板支撑	各 20 秒
主体训练内容			
动作	组 × 次数	重量（千克）	完成情况自我评估（1~5 分）1 分未完成，5 分满意
箭步蹲	1 组 ×15 次		
俯卧撑	1 组 ×15 次		
侧向滑雪蹲	1 组 ×15 次		
坐姿划船	1 组 ×15 次		
坐姿蹬腿	1 组 ×15 次		
坐姿颈前下拉	1 组 ×15 次		
坐姿髋外展	1 组 ×15 次		
单臂肩上举（钢线）	1 组 ×15 次		
坐姿髋内收	1 组 ×15 次		
转体	1 组 ×15 次		
放松和拉伸			
筋膜放松		**拉伸**	
胸大肌、背阔肌		9090、大腿后侧、臀部、大腿前侧、肱二头肌、肱三头肌	

组间休息时间：组间间隔 30 秒，上肢和下肢交替运动，完成第一组交替上下肢后再重复第二组。重量可以根据实际情况进行适当的组组之间的递增。

二、肌肉力量训练第二阶段

经过第一级阶段 3~8 周的练习，受训学员已经初步掌握正确的肌肉力量训练动作和基本训练器材的使用方法。在第二阶段中通过上下肢不同部位的交叉组合训练，并适当缩短休息时间，以达到在提升肌耐力的基础上同时提高心肺的整体耐力。

在第二阶段中，采用交叉训练的方式，提升对单个肌肉群的刺激程度。肌耐力的训练不仅对肌肉群在日常生活中的表现很有帮助，还能起到提升心肺功能的作用，改善呼吸系统的呼吸质量。

（一）训练目标

肌肉耐力训练。

（二）训练周期

2~5 周。

（三）训练时长

60 分钟。

（四）训练频率

每周 3 次。

（五）训练方案设计

详见表 6-2。

表 6-2　肌肉力量训练第二阶段方案设计

上肢和下肢交替运动训练计划			
热身准备			
筋膜放松		动态伸展和核心激活	
胸大肌	60 秒 / 单侧	肩带激活	20 次 /TYW
小腿	60 秒 / 单侧	毛毛虫爬	8 次
大腿内侧	60 秒 / 单侧	T 字平衡	8 次 / 单侧
		平板支撑 / 侧平板支撑	各 20 秒
主体训练内容			
动作	组 × 次数	重量（千克）	完成情况自我评估（1~5 分）1 分未完成，5 分满意
钢线飞鸟	2 组 × 15 次		
坐姿蹬腿	2 组 × 15 次		
坐姿划船	2 组 × 15 次		
坐姿腿屈曲	2 组 × 15 次		
肩上推举	2 组 × 15 次		
坐姿腿伸展	2 组 × 15 次		
二头弯举	2 组 × 15 次		
坐姿髋外展	2 组 × 15 次		
三头下压	2 组 × 15 次		
坐姿髋内收	2 组 × 15 次		
放松和拉伸			
筋膜放松		拉伸	
胸大肌、背阔肌、内收肌		股四头肌、腘绳肌、臀大肌、肱二头肌、肱三头肌	

组间休息时间：组间间隔 30 秒，上肢和下肢交替运动，完成第一组交替上下肢后再重复第二组。重量可以根据实际情况进行适当的组组之间的递增。

三、肌肉力量训练第三阶段

第三阶段的增肌训练以单一力量训练动作重复多组数量的方式进行，能够有效地提升肌肉的体积和身体成分占比。这一阶段的训练不仅可以进一步提升身体的整体基础代谢率，同时对体型的改变有很大帮助，强健的体型有助于提升自信和建立良好自律的生活习惯。

（一）训练目标

增肌。

（二）训练周期

2~3 周。

（三）训练时长

60 分钟。

（四）训练频率

每周 4 次。

（五）训练方案设计

详见表 6-3。

表 6-3　肌肉力量训练第三阶段方案设计

上肢运动日（第 1 和第 3 日）			
热身准备			
筋膜放松		动态伸展和核心激活	
胸大肌	60 秒 / 单侧	肩带激活	20 次 /TYW
背阔肌	60 秒 / 单侧	毛毛虫爬	8 次
筋膜放松		动态伸展和核心激活	
竖脊肌	60 秒 / 单侧	T 字平衡	8 次 / 单侧

续表

上肢运动日（第1和第3日）			
主体训练内容			
动作	组 × 次数	重量（千克）	完成情况自我评估（1~5分）1分未完成，5分满意
坐姿推胸	3组 ×8次		
反式飞鸟	3组 ×12次		
坐姿下拉	3组 ×12次		
坐姿划船	3组 ×12次		
肩上推举	3组 ×8次		
超级组			
俯卧挺身	3组 ×12次		
仰卧卷腹	2组 ×15次		
放松和拉伸			
筋膜放松		拉伸	
胸大肌、背阔肌		竖脊肌、肩部、腹部和下背部	

组间休息时间：第一组90秒，第二组60秒，第三组30秒。

下肢运动日（第2和第4日）			
热身准备			
筋膜放松		动态伸展和核心激活	
小腿	60秒／单侧	下肢伸展（一）髋屈	8次／单侧
大腿前侧	60秒／单侧	下肢伸展（二）髋伸	8次／单侧
大腿内侧	60秒／单侧	毛毛虫爬	8次
主体训练内容			
动作	组 × 次数	重量（千克）	完成情况自我评估（1~5分）1分未完成，5分满意
坐姿蹬腿	3组 ×12次		

续表

主体训练内容			
动作	组 × 次数	重量（千克）	完成情况自我评估（1~5 分）1 分未完成，5 分满意
侧弓步蹲	3 组 × 12 次		
箭步蹲	3 组 × 12 次		
坐姿腿屈曲	3 组 × 12 次		
坐姿腿伸展	3 组 × 12 次		
组合组			
反式俯卧撑	2 组 × 15 次		
悬垂举腿	2 组 × 15 次		
放松和拉伸			
筋膜放松		拉伸	
大腿前侧、大腿内侧、大腿后侧		臀部伸展、大腿前侧、大腿后侧	

组间休息时间：第一组 90 秒，第二组 60 秒，第三组 30 秒。

主要参考文献

[1] 贾东明，郭崧. 戒毒人员身体康复训练基础理论与实务 [M]. 上海：上海交通大学出版社，2018.

[2] 邓树勋，王健，乔德才，等. 运动生理学 [M].3 版. 北京：高等教育出版社，2015.

[3] 田麦久. 运动训练学 [M].2 版. 北京：高等教育出版社，2017.

[4] 司法部戒毒管理局. 司法行政强制隔离戒毒管理实务 [M]. 北京：法律出版社，2017.

[5] 王正珍，徐峻华. 运动处方 [M].2 版. 北京：高等教育出版社，2018.

[6] International Drug Policy Consortium. World Drug Report 2019[EB/OL].2019-07-11/2020-02-08.https://idpc.net/publications/2019/07/world-drug-report-2019.

[7] 美国运动医学学会. ACSM 运动测试与处方指南 [M]. 10 版. 王正珍，译. 北京：北京体育大学出版社,2019.

[8] Mekary R A,Gr ntved,Despres J P, et al.Weight training,aerobic physical activities,and long-term waist circumference change in men[J]. Obesity,2015,23(2):461-467.

[9] HHS,U.S.Department of Health and Human Services.2018 Physical Activity Guidelines Advisory Committee Submits Scientific Report[R].JAMA.2018. November 12, 2018.